Referent: Herr Privatdozent Dr. Jäger.

ARCHIV
FÜR
KLINISCHE CHIRURGIE

KONGRESSORGAN
DER DEUTSCHEN GESELLSCHAFT FÜR CHIRURGIE

BEGRÜNDET VON
DR. B. VON LANGENBECK
WEIL. WIRKL. GEH. RAT UND PROFESSOR DER CHIRURGIE

HERAUSGEGEBEN VON

A. EISELSBERG † WIEN · A. BIER BERLIN · F. SAUERBRUCH BERLIN

E. PAYR LEIPZIG · M. KIRSCHNER HEIDELBERG · A. BORCHARD BERLIN-CHARLOTTENBURG

O. NORDMANN BERLIN · G. MAGNUS MÜNCHEN

REDIGIERT VON
A. BORCHARD UND O. NORDMANN

Sonderabdruck aus 197. Band. 4. (Schluß-) Heft

G. Pöhlmann:

Die Behandlung der Verbrennungen an der Chirurgischen Klinik München

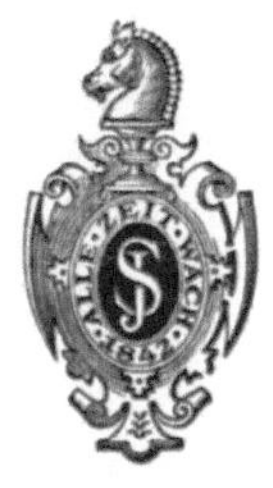

SPRINGER-VERLAG BERLIN HEIDELBERG GMBH

1940

ISBN 978-3-662-27605-1 ISBN 978-3-662-29092-7 (eBook)
DOI 10.1007/978-3-662-29092-7

Das **„Archiv für klinische Chirurgie“**
erscheint nach Maßgabe des eingehenden Materials zwanglos, in einzeln berechneten Heften, von denen etwa 4 einen Band bilden.

Der Autor erhält einen Unkostenersatz von RM 20.— für den 16seitigen Druckbogen, jedoch im Höchstfalle RM 40.— für eine Arbeit.

Es wird ausdrücklich darauf aufmerksam gemacht, daß mit der Annahme des Manuskriptes und seiner Veröffentlichung durch den Verlag das ausschließliche Verlagsrecht für alle Sprachen und Länder an den Verlag übergeht, und zwar bis zum 31. Dezember desjenigen Kalenderjahres, das auf das Jahr des Erscheinens folgt. Hieraus ergibt sich, daß grundsätzlich nur Arbeiten angenommen werden können, die vorher weder im Inland noch im Ausland veröffentlicht worden sind, und die auch nachträglich nicht anderweitig zu veröffentlichen der Autor sich verpflichtet.

Bei Arbeiten aus Instituten, Kliniken usw. ist eine Erklärung des Direktors oder eines Abteilungsleiters beizufügen, daß er mit der Publikation der Arbeit aus dem Institut bzw. der Abteilung einverstanden ist und den Verfasser auf die Aufnahmebedingungen aufmerksam gemacht hat.

Die Mitarbeiter erhalten von ihrer Arbeit zusammen 40 Sonderdrucke unentgeltlich. Weitere 160 Exemplare werden, falls bei Rücksendung der 1. Korrektur bestellt, gegen eine angemessene Entschädigung geliefert. Darüber hinaus gewünschte Exemplare müssen zum Bogennettopreise berechnet werden. **Mit der Lieferung von Dissertationsexemplaren befaßt sich die Verlagsbuchhandlung grundsätzlich nicht;** sie stellt jedoch den Doktoranden den Satz zur Verfügung zwecks Anfertigung der Dissertationsexemplare durch die Druckerei.

Manuskriptsendungen werden erbeten an

Geheimrat Professor Dr. A. Borchard,
Berlin-Charlottenburg, Lietzensee-Ufer 6.

Verlagsbuchhandlung Julius Springer.

197. Band. **Inhaltsverzeichnis.** 4. Heft.

Fortsetzung des Inhaltsverzeichnisses auf der III. Umschlagseite

(Aus der Chirurgischen Universitäts-Klinik München.
Direktor: Prof. Dr. *G. Magnus.*)

Die Behandlung der Verbrennungen an der Chirurgischen Klinik München.

Von

Dr. G. Pöhlmann,
Volontärassistent.

Mit 13 Textabbildungen.

(Eingegangen am 15. Februar 1939.)

Wenn auch diese Abhandlung in erster Linie den Zweck verfolgt, die verschiedenen Behandlungsverfahren der Verbrennungen zu schildern, kritisch zu beleuchten und miteinander zu vergleichen, so ist es doch für das Verständnis notwendig, kurz auch auf das Krankheitsgeschehen und den Krankheitsverlauf der Verbrennung einzugehen. Doch bevor ich damit beginne, sind noch einige Vorbemerkungen notwendig.

I. Das Krankenmaterial, welches dieser Abhandlung zugrunde liegt, sind die 59 Verbrennungsfälle, welche in der Zeit vom 1. Oktober 1936 bis 31. Dezember 1937 an der Chirurgischen Klinik zur Beobachtung kamen.

II. Wie allgemein üblich ist auch hier die altbekannte, rein äußere Einteilung der Verbrennungen in 3 Grade beibehalten.

III. Da aber die Gradeinteilung allein für die Beurteilung der Schwere des Falles und der Leistung der Methode nicht ausreichend ist, sondern in erster Linie die Ausdehnung der Wunden mitberücksichtigt werden muß, habe ich bei den einzelnen Behandlungsverfahren Fälle, welche in bezug auf Schwere der Verletzung und Erfolg der Behandlung gleichgeartet sind, in Gruppen zusammengefaßt, wobei Grad und Flächenausdehnung in gleicher Weise berücksichtigt sind. Dabei bediente ich mich der Tabellen und Formeln, welche *Weidenfeld* und *Zumbusch* dazu benützten, um den Zeitpunkt des Todeseintritts bei voraussichtlich letal endigenden Verbrennungen zu berechnen. Danach hat man die Gesamtfläche der Wunden 2. Grades durch „3" zu dividieren, um sie auf den 3. Grad zu beziehen bzw. umzurechnen; z. B. 40% der Gesamtkörperoberfläche seien befallen. Davon 10% 3. Grades und 30% 2. Grades. Diese 30% 2. Grades entsprechen also, in bezug auf die Schwere und Prognose des Falles, einer drittgradigen Verbrennung von $^{30}/_{3} = 10\%$. Und die gesamte Verbrennung hätte, auf den 3. Grad bezogen, eine Ausdehnung von 10 plus 10 = 20%. 40/20% bedeutet also: es handelt sich um eine Verbrennung 2. und 3. Grades mit einer Gesamtausdehnung von 40%: bezieht man die Verletzung einheitlich auf den 3. Grad, so entspräche sie einer Fläche von nur 20%.

Für die Berechnung des Oberflächenverhältnisses der einzelnen Teile zur Gesamtausdehnung der Hautoberfläche, gaben sie auf Grund genauer Untersuchungen folgende Tabelle an, womit sich die Ausdehnung der Wunden sehr gut berechnen läßt; danach entfallen auf den Kopf 5%, das Gesicht 2%, den Hals 2%, die Brust 7%, einen Arm 8%, eine Hand 2%, den Stamm 26%, eine Gesäßbacke mit Oberschenkel 12,5%, einen Unterschenkel 7,5%, einen Fuß 3%.

IV. Für die Schilderung des Krankheitsverlaufes benützte ich die *Wilson*sche Einteilung in 4 zeitlich aufeinanderfolgende Stadien:

1. Initialer Shock bis zur 6. Stunde, 2. sekundärer oder toxischer Shock = akute Toxämie 6.—24. Stunde, 3. septische Toxämie, 4. Heilung.

Robertson rechnet das Stadium des initialen Shocks bis zur 24. Stunde, *Frazer* das der akuten Toxämie bis zum 4. Tage.

I. Teil.

Der Krankheitsverlauf.

Beim Studium des Krankheitsverlaufes von Verbrennungen wird man immer wieder auf die Frage der Todesursache derselben hingelenkt. Seit langer Zeit stehen sich zwei verschiedene Ansichten gegenüber, welche *die* Ursache des Verbrennungstodes erklären wollen. Die eine ist die, daß der Tod durch den Shock eintreten soll, während andere Forscher der Meinung sind, daß er durch die Resorption irgendwelcher toxischer Substanzen verursacht sei. Aber erst seitdem *Sonnenburg* seine grundlegenden Versuche über den Verbrennungstod gemacht hat, hat man kennengelernt, daß es eine einheitliche Todesursache gar nicht gibt, sondern daß man unterscheiden muß zwischen einem sog. Frühtod, wenn er in den ersten 24—48 Stunden eintritt, und einem Spättod nach dieser Zeit.

Beim Frühtod wiederum hat man zu unterscheiden zwischen einem ganz frühen, innerhalb der ersten 6 Stunden erfolgenden und einem späteren, zwischen der 6. und 24.—48. Stunde eintretenden Tod. Nur für den ganz frühen Tod kann man den Shock verantwortlich machen, während für alle späteren Todesfälle neben den verschiedensten Organveränderungen die Resorption als Hauptursache in Frage kommt.

Bei der Schilderung des Verhaltens des Krankheitsverlaufes wird es daher meine Aufgabe sein,

1. den Shock,

2. die Störungen und Veränderungen der Organe und Körpersäfte,

3. die Frage der Resorption von toxisch wirkenden Substanzen zu erörtern und jeweils an Hand der Literatur die Frage nach der Todesursache zu behandeln.

I. Der Shock.

Billroth wies als erster auf die Bedeutung des Shocks als Todesursache hin, *Sonnenburg* erbrachte den experimentellen Beweis für die Richtigkeit dieser Behauptung. *Sonnenburg* ging folgendermaßen vor:

A. Beim Frosch: Resezierte das Sternum, verbrannte mit einem heißen Spatel ein Bein und beobachtete einen Tonusverlust der großen Gefäße mit einem kräftigen aber wirkungslosen Weiterpumpen des Herzens. Dieses Ergebnis trat auch ein, wenn das Bein bis auf den Ischiadicus durchtrennt war, blieb dagegen aus bei durchschnittenem Nerv und auch bei durchtrenntem Rückenmark.

B. 1. Zum gleichen Ergebnis kam *Sonnenburg* beim Warmblüter: Er übergoß in Abständen die beiden Hinterbeine eines Kaninchens mit siedendem Wasser und prüfte das Verhalten des Carotisdruckes. Dabei kam es jedesmal zu einem kurzen Anstieg mit nachfolgendem rapiden Abfall des RR bis schließlich in 20—30 Min. der Tod eintrat (s. Abb. 1).

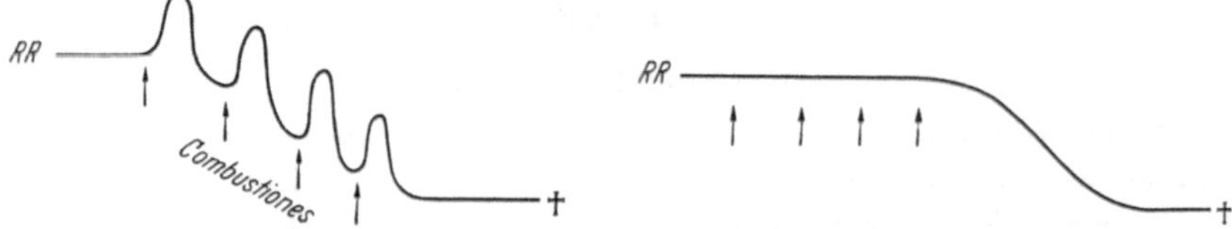

Abb. 1. Blutdruckkurve bei intaktem Rückenmark.

Abb. 2. RR bei durchtrenntem Rückenmark.

2. Durchschnitt er aber kurz vor der Verbrennung das Rückenmark, so trat dieser Anstieg nicht auf und scheinbar auch der Abfall, auf den es ja vor allem ankommt, ebenfalls nicht. Trotzdem gingen die Tiere unter vorherigem Absinken des RR noch vor Ablauf einer Stunde ein (s. Abb. 2).

Dieses Absinken glaubte aber *Sonnenburg* vernachlässigen und außer acht lassen zu müssen und zog daher folgende Schlußfolgerungen aus seinen Experimenten:

1. Bei schwerer Verbrennung erfolgt ein kurzer Anstieg des RR mit nachfolgendem, stetigen, rapiden Absinken auf Werte, die ein Leben unmöglich machen (Shock).

2. Dieses Ansteigen und Absinken des Blutdruckes erfolgt auf reflektorischem Wege über Rückenmark und vegetative Zentren in Gehirn und Medulla.

3. Der Tod tritt nicht ein, wenn zuvor das Rückenmark oder der zentrifugale Nerv durchtrennt worden sind.

Gegen die 3. Behauptung *Sonnenburgs* wurden — man kann wohl sagen berechtigterweise — viele Einwände erhoben. Denn, wenn dieser später erfolgende Tod auch nicht durch den Shock entstanden ist, so können doch andere Faktoren, die ebenfalls mit der Verbrennung im Zusammenhang stehen, dafür verantwortlich sein. Tatsache ist jedenfalls, daß bis in die neuere Zeit, obwohl *Sonnenburgs* Lehre vom Frühtod als Folge des Shocks schon längst ihre volle Gültigkeit erlangt hat, immer noch diese Lücke offen geblieben ist und eine befriedigende Erklärung des 3. Versuches (B 2) gefehlt hat.

Erst *Hilgenfeldt* kam vor einigen Jahren auf den Gedanken, daß dieser später erfolgende Tod vielleicht auf humoralem Wege entstehen kann. Und in der Tat lassen sich dann die *Sonnenburg*schen Versuche mit dieser *Hilgenfeldt*schen Hypothese als Ergänzung ganz zwanglos erklären. *Hilgenfeldt* faßt das Ergebnis der *Sonnenburg*schen Versuche über das Zustandekommen des Frühtodes also folgendermaßen zusammen:

I. Bei schweren Verbrennungen kommt es sofort über den Nervenweg und das Rückenmark zu einer schweren Alteration des gesamten Nervensystems, die sich auswirkt auf den Gefäßtonus und den Kreislauf = Shock; kann den Tod allein schon zur Folge haben.

II. Zeitlich etwas später setzt eine humorale Schädigung ein, welche sich in der genau gleichen Weise auswirkt, deren Wirkung also nicht von der des Shocks zu unterscheiden ist. Graphisch würde sich das folgendermaßen darstellen (s. Abb. 3):

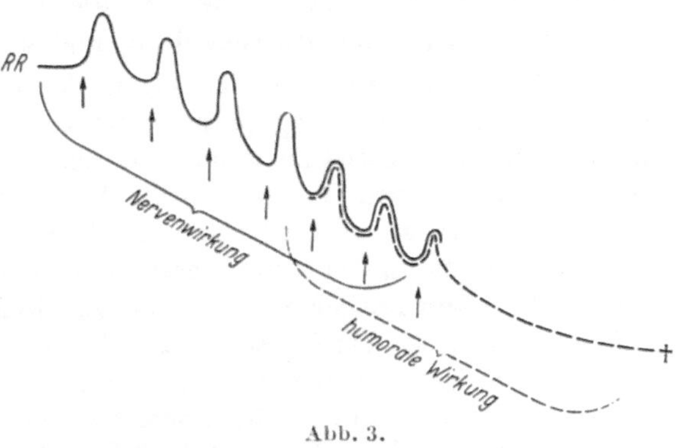

Abb. 3.

In dieser Form kann die Shocktheorie als Erklärung für den Verbrennungstod wohl als allgemein anerkannt gelten.

II. Die Blutveränderungen.

Bei den Blutveränderungen hat man grundsätzlich zwei ganz verschiedene Erscheinungen zu unterscheiden. Nämlich:

A. Veränderungen, welche auf die direkte Hitzeeinwirkung zurückzuführen sind = Hämocytolyse, Hämoglobinämie usw. und

B. Blutveränderungen, welche vor allem als Folge des Shocks aufzufassen sind = Veränderungen der Blutkonzentration, Bluteindickung.

ad A. Die Hämocytolyse tritt sofort nach der Verbrennung ein und äußert sich teils als Zerfall, teils als Auflösung der Erythrocyten, wie *Wertheim* als erster an Hunden feststellte. Daß dieselbe tatsächlich Folge der Hitzeschädigung ist und im Augenblick der Verbrennung entsteht, bewies *M. Schultze* am heizbaren Objekttisch. Eine experimentelle Bestätigung der Hämocytolyse brachten auch *Feltz* und *Ponfick*. Letzterer beschreibt den Zerfall als einen Zerfließungs- und Zerbröckelungsvorgang, wobei sich der einzelne Erythrocyt in eine Unzahl gefärbter Partikelchen auflöst. Im Tierexperiment zeigen sich diese Trümmer bereits einige Minuten nach der Verbrennung und verschwinden nach ein paar Stunden wieder aus dem Blute. Das Hämoglobin wandert dabei teils in die Niere, teils in die Milz, von wo es in das Knochenmark weitergeleitet wird. Von anderen Forschern wurden noch Poikilocyten, Mikrocyten, gequollene Erys, Stechapfel- und Schattenformen und eine Rotfärbung des Serums festgestellt. *Dohrn*, der dieselben Veränderungen auch bei menschlichen Verbrennungen festgestellt hat, beobachtete auch eine Hämoglobinurie; allerdings trat dieselbe nicht konstant auf. Auch *Wilms* fand die Hämoglobinurie nur bei tiefen Verbrennungen 3. Grades; so konnte er z. B. einmal aus 300 ccm Harn 50 ccm Hgb. isolieren! Nämlich bei einem Fall, der über die Hälfte drittgradig verbrannt war.

Für die Klinik sind vor allem 2 Fragen von Bedeutung. Nämlich:

1. wie groß ist die Menge des zerstörten Blutes und
2. wann beginnt die Ausscheidung und wann hört sie auf?

ad 1. Zur ersten Frage ist zu sagen, daß nach *Ponfick* zunächst die Leber das Hgb. herausfängt; und zwar tut sie das solange, bis etwa $^1/_{60}$ des Gesamtkörperhämoglobins eliminiert ist. Erst wenn jenes $^1/_{60}$ überschritten ist, wird Hgb. durch die Niere ausgeschieden bzw. in derselben als Zylinder abgeschieden. Andererseits weiß man also, daß schon mindestens $^1/_{60}$ des Blutes zerstört ist, wenn Hgb. im Urin auftritt.

ad 2. Mit dem zeitlichen Auftreten von freiem Hgb. verhält es sich ähnlich wie mit den cytologischen Erscheinungen im Blute. Die ersten cytologischen Veränderungen sind bereits nach einer halben Stunde feststellbar *(Dohrn)* und werden spätestens nach 36 Stunden undeutlich *(Hock)*, während *Wilms* freies Hgb. 3 Stunden post comb. in den Epithelien der Harnkanälchen und ein andermal schon in der ersten Urinportion vorfand. Als Ende der Ausscheidung gibt er 18—36 Stunden an.

Zusammenfassend kann man also feststellen, daß es bei schweren Verbrennungen bereits in den ersten Stunden zu einem Zerfall von Erythrocyten kommt, daß aber nur in vereinzelten Fällen, bei tiefreichenden Wunden 3. Grades, freies Hgb. im Urin ausgeschieden wird.

ad B. *Die Veränderungen in der Blutkonzentration.* Schon früher war die Dickflüssigkeit des Blutes bekannt. führte doch schon *Baraduc* den Verbrennungstod neben anderem auch auf diese physikalischen Blutveränderungen zurück. Aber von grundlegender Bedeutung für die Erforschung dieser Veränderungen waren die Ergebnisse der Untersuchungen von *Tappeiner*. Dieser stellte fest:

1. Regelmäßig eine Zunahme der Erythrocyten bis fast auf 9 Millionen.
2. ein Ansteigen des Hgb. auf das Doppelte.
3. ein enormes Absinken des Wassergehaltes im Blute. Und zwar fand er, daß das Blut das einzige Gewebe ist. welches Wasser einbüßt und daß

die Muskulatur, welche bei der Cholera z. B. sehr viel Wasser verliert, hier in keiner Weise mitbetroffen wird. Außerdem wies schon *Tappeiner* darauf hin, daß es sich nicht um einen einfachen Wasserverlust handeln könne, weil ja sonst eine Rückdiffusion ins Blut erfolgen müßte. Es müsse sich vielmehr um einen Plasmaverlust handeln; denselben erklärte sich *Tappeiner* durch die starke Transsudation in die verbrannten Hautpartien.

Eine Bestätigung und Ergänzung fanden diese *Tappeiner*schen Ergebnisse durch *Schlesinger*. Dieser machte noch die zwei wichtigen Feststellungen, daß

4. das spezifische Gewicht des Blutes erhöht, hingegen
5. das spezifische Gewicht des Serums normal ist. Damit ist also der eindeutige Beweis erbracht, daß es sich bei dem Flüssigkeitsverlust des Blutes um einen Serum- oder Plasmaverlust handelt.

Praktisch wichtig ist jedenfalls die Tatsache, daß es zu einem Austreten großer Plasmamassen aus dem Kreislauf kommt, wodurch die zirkulierende Blutmenge wesentlich herabgesetzt wird.

Dabei interessieren noch folgende Fragen:

1. Wann treten diese Veränderungen auf und wann verschwinden sie?
2. Wie groß ist die Bluteindickung?
3. Wie groß ist der Plasmaverlust?
4. Welches sind die Ursachen desselben?
5. Welche Folgen haben diese Veränderungen für den Krankheitsverlauf?
6. Welche Bedeutung haben sie für die Prognose?

ad 1. Sowohl *Tappeiner* als auch *Schlesinger* erhoben ihre Befunde alle unmittelbar nach der Verletzung und nur innerhalb der ersten 24 Stunden. Nach 3—4 bzw. 1—2 *(Underhill)* Tagen war stets die normale Blutkonzentration wieder hergestellt. Im Tierexperiment fand *Simonart* nach ein paar Minuten schon eine Zunahme der Erys und Leukos und stellte nach 1—2 Tagen ebenfalls wieder normale Verhältnisse fest.

ad 2. Die Größe der Eindickung ist an der Zahl der Erythrocyten sehr gut zu erkennen. *Wilms* und *Tappeiner* fanden in den ersten Tagen Werte von 6—8, manchmal fast 9 Millionen.

ad 3. Man hat zu unterscheiden zwischen einem Plasmaverlust in das Gewebe und einem solchen nach außen bzw. in den Verband. Wie *Hilgenfeldt* an einer Verbrennung zeigte, kann dieser Flüssigkeitsverlust in das Gewebe so groß werden, daß ein schwerer Kollapszustand entsteht, welcher den Tod zur Folge hat. Bei dem erwähnten Fall handelt es sich um eine tiefreichende Flammenverletzung, welche, mit Ausnahme eines schmalen Streifens am Rücken, den ganzen Thorax panzerartig umgab. Nachdem ein Verband angelegt worden war, machte sich allmählich eine immer stärker werdende Atmungsbehinderung bemerkbar, so daß der Verband nach 2—3 Stunden wieder entfernt werden mußte.

Dabei bot sich aber das völlig überraschende Bild, daß die verbrannte Haut wie zum Platzen gespannt war und ein starker Ödempanzer den ganzen Thorax umgab. Nicht der Verband war also die Ursache dieser Beengung, sondern die starke Transsudation in das subcutane Gewebe. Dieselbe war so groß, daß nach weiteren 5—10 Min. der Tod infolge Kollaps eintrat.

Blalock berechnete diese Exsudation in das Gewebe im Tierversuch auf 57% des Gesamtplasmas.

Der Flüssigkeitsverlust nach außen erfolgt entweder in die Blasen oder in die Verbände. Er ist besonders groß bei Verbrennungen 2. Grades. Die Größe des täglichen Plasmaverlustes bestimmte *Wilms* aus der Differenz zwischen der Flüssigkeitszufuhr und der abgeschiedenen Urinmenge an einem Tage. Bekanntlich sind unter normalen Verhältnissen beide Werte etwa gleich groß. *Wilms* kam dabei auf sehr hohe Zahlen: 770 ccm, 1900 ccm, und 4900 ccm fand er als tägliche Differenzen bei 3 Fällen am ersten Tage. *Underhill* stellte, mit anderer Methodik, während der ersten 6—12 Stunden einen Plasmaverlust von durchschnittlich 70% des Gesamtblutes fest. Das sind bei 5 Liter Blut 3500 ccm Plasma.

ad 4. Welches sind nun die Ursachen der Bluteindickung? Wenn man diese großen Werte des Plasmaverlustes in das Gewebe und nach außen in Betracht zieht, möchte man wohl glauben, daß dieselbe damit hinreichend erklärt würde. *Hilgenfeldt* hat aber darauf hingewiesen, daß diese beiden Möglichkeiten trotzdem nicht die einzigen Ursachen der Bluteindickung sein können; vor allem deswegen nicht, weil diese Veränderungen schon so frühzeitig — nach *Simonart* im Tierexperiment schon einige Minuten post comb. Zunahme der Blutkörperchen — auftreten, daß eine Transsudation noch gar nicht begonnen haben kann und auch wirklich noch gar nicht eingesetzt hat. Er schloß daraus, daß noch eine 3. Ursache vorhanden sein müsse und es lag wegen des zeitlichen Zusammentreffens nahe, dieses Abströmen von Blutflüssigkeit mit dem Shock in Zusammenhang zu bringen; und zwar müßte es die Folge desselben sein. Als Beweis für diese Hypothese führt *Hilgenfeldt* an, daß bei künstlich erzeugtem Shock genau die gleichen Blutveränderungen nachzuweisen sind, wie wir sie eben als Folgezustand der Verbrennung kennengelernt haben. Nämlich:

1. Herabsetzung der zirkulierenden Blutmenge,
2. erhebliche Vermehrung der Erythrocyten und des Hgb. im Capillarblut,
3. starke Leukocytose.

Außerdem kommt es zu einer universellen Capillarerweiterung, was eine Blutstockung zur Folge hat.

Hilgenfeldt ist also der Ansicht, daß der Shock als 3. Ursache für die Bluteindickung anzusehen ist, und zwar als die zeitlich zuerst wirkende. Erst danach setze die Transsudation ein.

Dabei stellt er sich die Physiologie des ganzen Vorganges folgendermaßen vor: Durch den Shock kommt es zu einer allgemeinen Erweiterung der Capillaren. Dieses hat eine erhöhte Durchlässigkeit der Wand derselben zur Folge. Deshalb setzt ein Abströmen von Plasma in das die Capillaren umgebende Gewebe ein. So entstehen die peripher gefundenen Blutwerte, welche nur auf diese Weise einwandfrei zu erklären sind.

Diese Hypothese ist in der Tat sehr einleuchtend und ist meines Wissens bisher auch noch nicht widerlegt worden. *Hilgenfeldt* konnte sogar einen experimentellen Beweis derselben erbringen in Form eines alten Versuches von *Simonart*. Dieser stellte nämlich fest, daß diese, unmittelbar auf die Verbrennung folgende Zunahme der Blutzellen ausbleibt, wenn Rückenmark und Gehirn ausgeschaltet sind.

ad 5. Die Bedeutung dieser Blutveränderungen für den Krankheitsverlauf ist nach *Hilgenfeldt* eine zweifache: Erstens kommt es durch die Verringerung der zirkulierenden und damit funktionstüchtigen Blutmenge, welche, wie wir gesehen haben, sehr groß ist, bestimmt zu einer starken Beeinträchtigung des Gasaustausches, welche sich besonders ungünstig auf das Zentralnervensystem auswirken wird. Zweitens bedeutet die Bluteindickung in den Capillaren, welche eine ganz beträchtliche Erhöhung des Reibungswiderstandes zur Folge hat, eine starke Belastung für das ohnedies schlecht ernährte Herz.

ad 6. Die Bedeutung der einzelnen Blutveränderungen für die Prognose des Falles ist eine verschiedene. Während nach *Hilgenfeldt* die Hämoglobinämie und besonders die Hämoglobinurie Zeichen sind, welche nur bei recht schweren Fällen vorkommen, kommt dem Vorhandensein der morphologischen Veränderungen der Erythrocyten keine allzugroße prognostische Bedeutung zu; man kann sie manchmal sogar auch bei leichteren Fällen antreffen. Die Zahl der Erythrocyten stellt ein ungefähres Maß des Plasmaverlustes dar und mithin auch der zirkulierenden Blutmenge. Man kann also daraus erkennen, ob eine Flüssigkeitszufuhr notwendig ist oder nicht.

Was das Zahlenverhältnis der Leukocyten anlangt, so wäre ein frühzeitiges Verschwinden der Leukocytose ebenso wie eine Myelocytose über 5% als schlechtes Zeichen aufzufassen, während das Auftreten der Eosinophilen — wie bei den Infektionskrankheiten als Ausdruck der eosinophilo-monocytären Überwindungsphase — die Wendung zum Besseren anzeigt.

Wenn man zum Abschluß dieses wichtigen Kapitels alle die umwälzenden Blutveränderungen nochmals überblickt, so muß man wohl *Hilgenfeldt* Recht geben, der behauptet, daß dies neben der Resorption der Hauptgrund ist, weshalb die meisten Schwerverletzten innerhalb der ersten 24—36(—48) Stunden zugrunde gehen.

III. Thrombenbildung und Störung der Gerinnungsfähigkeit.

Von verschiedenen Forschern (*Klebs, Welti, Silbermann* usw.) wurden im Experiment Thrombenbildungen im Gehirn und Magen-Darmkanal festgestellt. Von *Marchand, Stockis, v. Kamei* und *Schreiner* wurden auch Veränderungen der Gerinnungsfähigkeit angegeben. Doch gehen hier die Ansichten soweit auseinander, daß die einen für eine Erhöhung, die anderen für eine Herabsetzung derselben eintreten. *v. Kamei* gibt beide Möglichkeiten zu.

Da aber *Dohrn, Bardeen, Tschmarke* und *Hilgenfeldt* an menschlichen Leichen weder die Thromben noch die Gerinnungstendenz feststellen konnten, ist *Hilgenfeldt* der Ansicht, daß lebensbedrohliche Thrombenbildungen bei Verbrennungen wohl keine Rolle spielen.

IV. Frühzeitige Organveränderungen.

A. Nieren. Während es wohl heute als erwiesen gelten darf, daß es eine echte „Verbrennungsnephritis", wie sie früher angenommen wurde, nicht gibt, so kommt es doch bei Verbrennungen zu einer sehr beträchtlichen Störung der Nierenfunktion in den ersten beiden Tagen. Und zwar auf zweierlei Weise.

Einmal als Ausdruck und Folgezustand der ausgedehnten Blutzerstörung. Wie wir gesehen haben, wird in den ersten 24—48 Stunden die Niere mit den Schlacken geradezu überladen. Die Folge ist eine Hämoglobinurie. Nicht selten sind auch Eiweiß, Zylinder und Erys im Harn nachweisbar. Nach den Untersuchungen von *Fränkel, Tschmarke, Dohrn* und *Wilms* wissen wir aber, daß diese Symptome nicht der Ausdruck einer Nephritis sind, sondern daß die einzigen Befunde in der Niere

1. eine akut verlaufende Degeneration der Epithelien der Harnkanälchen und

2. eine Verstopfung der Kanälchen mit Hämoglobin sind. Deshalb besteht in den ersten Tagen auch oft eine Anurie.

Ein zweiter Faktor, der die Niere in ihrem wichtigen Ausscheidungsgeschäft behindert, ist nach *Hilgenfeldt* das Abströmen von Blut nach der Haut, d. h. das zu geringe Flüssigkeitsangebot. Dadurch wird die Harnmenge ebenfalls herabgesetzt.

Zur Frage, ob diese Nierenveränderungen eine Todesursache darstellen, meint *Hilgenfeldt:* „Eine 1—2tägige Anurie würde nicht den Tod zur Folge haben. Wenn aber, wie bei Verbrennungen, eine ungeheure Anhäufung harnpflichtiger Substanzen hinzukommt, so kann die schwer geschädigte Niere wohl den letzten Anstoß zum Tode darstellen."

Von praktischer Bedeutung ist jedenfalls die Tatsache, daß die Nierenfunktion gerade zu jener Zeit, wo dieselbe von lebenswichtiger Bedeutung wäre, schwer darniederliegt.

B. Nervensystem. Die Veränderungen am ZNS., welche innerhalb der ersten 24—48 Stunden am stärksten in Erscheinung treten, sind ebenfalls auf die Zirkulationsstörungen und die Blutveränderungen zurückzuführen. Dadurch kommt es einmal zu einer Beeinträchtigung des Gasaustausches (*Hilgenfeldt*), andererseits sind bestimmt auch die Zeichen des Hirndrucks, welche in klassischer Weise von *Dohrn*, *Kruse* und *De Crinis* angetroffen wurden, auf diese Störungen zurückzuführen. Die verschiedenen klinischen Symptome (Erregungszustände, Krämpfe, Apathie usw.) sowie die starke Beeinträchtigung der wichtigen Steuerungsmechanismen, sind nach *Hilgenfeldts* Ansicht als Folgen dieser Zirkulationsstörungen aufzufassen.

C. Magen-Darmkanal. Hier wurden schon seit langer Zeit die verschiedensten Veränderungen beschrieben. Bereits *Curling* stellte 1842 Blutungen und Geschwüre im Magen und Duodenum fest, deren ursächlicher Zusammenhang mit der Verbrennung aber von *Marchand* entschieden abgelehnt wurde. Nachdem aber in der Folge Schleimhaut- und Gefäßveränderungen, hämorrhagische Erosionen, großflächige Blutungen am Magen und Dünndarm und Ulcera duodeni in großer Zahl von vielen Forschern (*Dohrn*, *Lewin*, *Minovici*, *Maes*, *Grzybnowsky* und *Pfeiffer*) nachgewiesen wurden, darf man wohl das Vorhandensein von bereits sehr frühen Schleimhautveränderungen als gesichert betrachten. Daß dieselben für Geschwüre günstige Vorbedingungen darstellen, ist nicht von der Hand zu weisen. Trotzdem kommen nach *Hilgenfeldt* echte tiefe Ulcera selten vor. *Maes* schätzt die Häufigkeit der Zwölffingerdarmgeschwüre auf 6% aller tödlichen Verbrennungen.

Die Frage nach den Ursachen dieser Veränderungen ist noch nicht entschieden. *Hilgenfeldt* macht aber Nerveneinflüsse dafür verantwortlich und führt als Stütze für diese Hypothese an:

1. Die von *De Crinis* im Ganglion coeliacum gefundenen Veränderungen. Dadurch Störung der Gefäßwanddurchlässigkeit.

2. Die Feststellungen von *Berkow*, daß bei hypernephrektomierten Tieren ebenfalls Ulcera im Magen und Darm auftreten.

3. Eine Beobachtung von *Ebstein*, wonach bei *Addison*scher Krankheit Schmerzen im Oberbauch bestehen können.

D. Leber. Die Leber ist im allgemeinen wenig beteiligt. Außer einer Hyperämie des Organs wurden als die einzigen Veränderungen von *Fränkel*, *Dorrance* und *Hilgenfeldt* degenerative Veränderungen des Protoplasmas und Kernschwund mit Anhäufung von goldgelben Maßen der Leberzellen beschrieben.

E. Lymphapparat. 1. Milz. Makroskopisch findet man dieselbe in Frühfällen bald unverändert, bald vergrößert.

An mikroskopischen Veränderungen fand *Bardeen* Nekrosen der Keimzentren der *Malpighi*schen Körperchen; dieselben waren teilweise mit Erythrocytentrümmern gefüllt (*Vogt*). *Fränkel* sah mit Hämoglobintropfen vollgefüllte Pulpazellen.

2. Lymphdrüsen, Magen-Darmfollikel und Tonsillen. Die von *Bardeen* und *Ponfick* beobachteten Nekrosen und Schwellungen dieser Organe sind nach Ansicht von *Fender* und *Crae* durch Toxineinfluß entstanden zu denken. Sie sind bei Verbrennungen regelmäßig vorhanden.

In den nicht konstanten Leber- und Milzveränderungen erblickt *Hilgenfeldt* möglicherweise den Ausdruck einer späteren, allgemeinen Herabsetzung der Widerstandskraft gegen Infektionen.

F. Lunge und Atmung. Die *Atmung* ist wie immer im Shock gestört. Am Anfang ist sie beschleunigt, oberflächlich und manchmal unregelmäßig, später wird sie oft vertieft, um vor dem Tode in einen typischen Cheyne-Stokes überzugehen.

In der *Lunge* wurde von *Miura* unmittelbar nach der Verletzung eine Drucksteigerung in der Pulmonalis beschrieben. Daher sind die in der Lunge vorgefundenen Zeichen von Zirkulationsstörungen (Blutreichtum des Organs, manchmal Lungenödem, Pleuraecchymosen) wahrscheinlich auf diese Erscheinung zurückzuführen.

G. Nebennieren. Obwohl die Veränderungen der Nebennieren erst seit 2 Jahrzehnten überhaupt bekannt sind, so war es doch ein langer Weg, bis die Bedeutung derselben erkannt worden ist, und vieler Einzelergebnisse und Versuche hat es bedurft, bis die Zusammenhänge mit der Verbrennung geklärt waren. Die Veränderungen sind: Vergrößerung und Schwellung der Organe, Hyperämie, Blutaustritte, Infarkte, Abnahme oder Verlust der Chromierbarkeit und Lipoidschwund in der Rinde. Also alles Zeichen einer starken funktionellen Beanspruchung bzw. Erschöpfung des Organs. Vor allem der Schwund der chromaffinen Substanzen im Nebennierenmark ist der sichere Ausdruck einer stattgehabten großen Adrenalinausschüttung und Zeichen einer bestehenden Adrenalinverarmung. Diese Befunde wurden bereits innerhalb der ersten 6 Stunden erhoben *(Dohrn, Kollisko)*, im Experiment sogar schon nach 70 Min. *(Jarisch, Pfeiffer)*. Jedoch beschrieben *Kollisko* und *Churton* je einen Fall, wo noch nach 3 Tagen 4 Stunden bzw. nach 11 Tagen diese Veränderungen nachweisbar waren. Und schließlich kam noch an unserer Klinik ein Fall zur Beobachtung, wo noch nach 25 Tagen Erscheinungen vorhanden waren. Es handelt sich dabei um den unten ausführlich beschriebenen Fall 51, Georg R., bei welchem als Sektionsbefund ein Lipoidschwund der Nebenniere festgestellt wurde.

Sehr interessant sind nun die Beziehungen, welche zwischen diesen Nebennierenveränderungen und der Verbrennung bestehen. Der Zusammenhang ist ein doppelter.

1. Für die Frühveränderungen konnte von *Bainbridge, Parkinson, Schreiner* und *Hartmann* auf Grund vieler Versuche nachgewiesen werden. daß der Shock als Ursache anzusprechen ist. Auf ganz verschiedene Weise kamen alle zu der gleichen, einwandfreien Feststellung, daß im Shock eine Adrenalinausschüttung erfolgt, welche die gleichen Veränderungen

an den Nebennieren hinterläßt, wie wir sie eben bei Verbrennungen kennengelernt haben.

2. Die zweite Verbindung liegt auf einem ganz anderen Gebiet. *Simmonds, Löschke* und *Thomas* machten nämlich die Beobachtung, daß auch nach Infektionskrankheiten genau die gleichen Nebennierenveränderungen auftreten wie bei Verbrennungen. Hier müssen sie also durch toxische Einwirkung entstanden sein. Tatsächlich konnten dies *Behring, Roux* und *Yersin* an Hand ihrer grundlegenden Di-Antitoxin-Versuche bestätigen; sie benützten die Nebennieren-Hämorrhagien direkt als Test für die erfolgte Giftwirkung. Bei den Verbrennungen sind aber solche Gifte ebenfalls vorhanden, nämlich in Form von Eiweißabbauprodukten oder Bakterientoxinen.

Einen letzten Beitrag zum Verständnis für diese Fragen bedeuten noch die Arbeiten von *Olbrycht*, in welchen er zeigte, daß diese Nebennierenveränderungen nicht nur für Verbrennungen, Infektionskrankheiten und Verbrennungsshock charakteristisch sind, sondern daß sie genau so vorkommen bei anaphylaktischem Shock, Injektion von artfremdem Eiweiß, Urämie, Vergiftungen, Verätzungen usw., kurz bei den verschiedensten toxischen und Shockzuständen. Damit sind auch die letzten Zusammenhänge restlos geklärt und die Beziehungen der Nebennierenveränderungen zu der Verbrennung lassen sich nun einfach und klar so formulieren:

1. Die frühen Nebennierenveränderungen sind nur der Ausdruck einer starken funktionellen Beanspruchung; Ursache sind der Shock bzw. Nervenreize.

2. Die späten Veränderungen sind der Ausdruck einer Erschöpfung und Schädigung des Organs und entstehen durch Eiweißabbauprodukte oder Bakterientoxine.

V. Das Verhalten der Temperatur.

Die Temperaturkurve ist für die Beurteilung der Schwere des Falles und, wie wir weiter unten sehen werden, des Erfolges unserer Behandlung ein ungeheuer wichtiger Gradmesser. Um das natürliche Verhalten der Körpertemperatur bei Verbrennungen zu studieren, muß man solche Fälle wählen, welche indifferent, d. h. in der üblichen Weise mit Salben, Puder, Linimenten usw. behandelt worden sind. Der Verlauf der Temperaturkurve ist dabei je nach der Schwere der Verletzung ein ganz verschiedener.

I. Leichte und mittelschwere Verbrennungen zeigen das Bild einer sog. „regulierten Temperaturkurve“, wie sich *Wilms* ausdrückt. D. h. innerhalb der ersten 24 Stunden ist die Temperatur noch unverändert, um 37,0, um dann vom 2. Tage ab zwar um 1 oder 2 Grade erhöht, aber regelmäßig und gleichmäßig weiter zu verlaufen bis zum 10.—12. Tage.

Der Anstieg erfolgt dabei in der Regel allmählich im Verlauf des 2. bis 4. Tages, wie in der nachstehenden Skizze ersichtlich (Abb. 4).

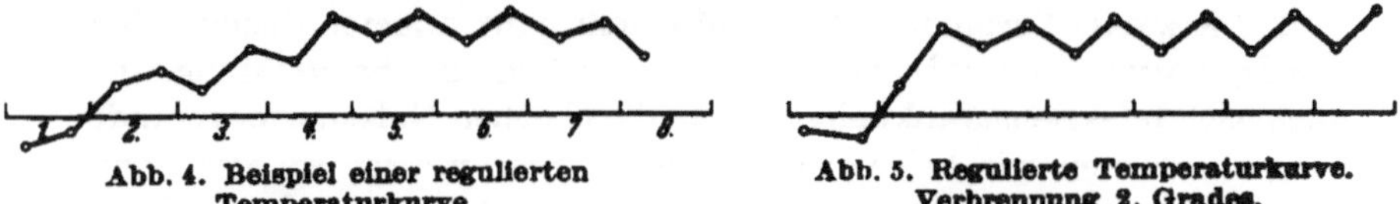

Abb. 4. Beispiel einer regulierten Temperaturkurve.

Abb. 5. Regulierte Temperaturkurve. Verbrennung 2. Grades.

Nur für Verbrennungen 2. Grades ist ein steiler Anstieg charakteristisch (Abb. 5).

II. Anders bei schweren Fällen! Eine äußerst unregelmäßige Temperaturkurve in der ersten Woche ist hier das *eine* Charakteristikum. Nach *Hilgenfeldt* deutet eine solche Fieberkurve, welche sich aus hohen Zacken bis 39 und mehr und tiefen Remissionen zusammensetzt, darauf hin, daß der schwergeschädigte Organismus die Fähigkeit der Regulierung verloren hat. Denn nach *Krehl* kann auch der fiebernde Organismus seine Körpertemperatur regulieren. Das wird einem klar, wenn man sich den Vorgang nach *Straub* wie folgt vorstellt: Die Eiweißzerfallsprodukte bzw. Bakterientoxine verursachen eine „Höhereinstellung" des Wärmezentrums. Die sich ergebende Temperatursteigerung ist also normal und und wird vom Organismus als Reaktion und Abwehrmaßnahme benötigt. Die Abb. 4 und 5 geben solche regulierte Temperaturkurven wieder. Man sieht worauf es ankommt: Eine normale Kurve, nur um eine Stufe noch oben verschoben.

Ist hingegen die Fieberkurve nicht gleichmäßig, sondern weist sie unregelmäßige Temperaturstürze und -anstiege auf (Abb. 6), so deutet dies darauf hin, daß es sich um eine schwere Verbrennung handelt und „daß das Wärmezentrum in den allerwichtigsten Funktionen stark geschädigt ist" *(Hilgenfeldt)*.

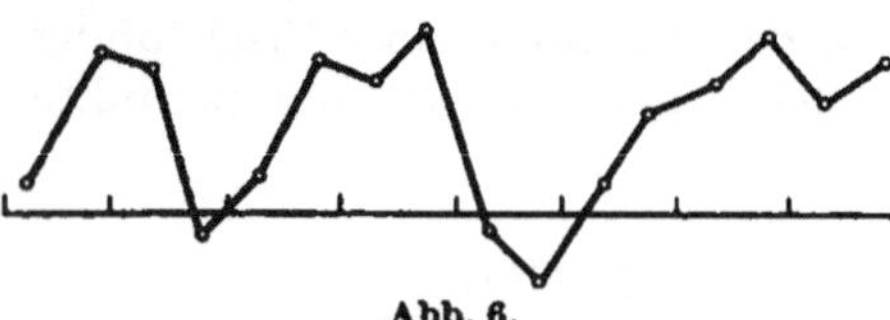

Abb. 6.

Das *zweite* Kennzeichen für die schwere Verbrennung sind die Untertemperaturen, bzw. das Abweichen von Achsel- und Rectalmessung. Damit hat es folgende Bewandtnis: In früherer Zeit legte man einen besonders großen Wert auf die niedrigen Temperaturen, welche bei ausschließlicher Axillarmessung bei schweren Fällen gefunden wurden. *Billroth* fand Untertemperaturen bis zu 33° in der Achsel und *Falk*, der diese Wärmeverluste auf die Erweiterung der Hautcapillaren zurückführte, glaubte sogar, die Auskühlung könnte so groß werden, daß dadurch der Tod einträte. Heute weiß man jedoch, daß diese Untertemperaturen bestimmt überschätzt worden sind und *Hilgenfeldt* ist sogar der Ansicht, daß dieselben gar nicht oder nur sehr selten gefunden werden, wenn man rectal mißt. Denn in der Tat bestehen zur gleichen Zeit meist sehr große Differenzen; normalerweise schon ist die Temperatur im Rectum um 1—2° höher als in der Achsel. Manchmal aber bestehen Differenzen von 3 und 4° (*Wilms*).

Daraus kann man ersehen, daß hinter einer axillar gemessenen Collapstemperatur manchmal sogar eine Hyperthermie stecken kann, welche natürlich viel gefährlicher ist als die vermeintliche Untertemperatur und welcher die Patienten tatsächlich auch oft genug erliegen.

So unterschiedlich und kompliziert das Verhalten der Temperatur auch erscheinen mag, das was für die Klinik der Verbrennungen wirklich von Bedeutung ist, läßt sich in 3 Punkten kurz zusammenfassen (*Hilgenfeldt*):

1. Bei leichten Verbrennungen findet man niedrige Temperaturen nur in den ersten Stunden. Bei Verbrennungen 2. Grades erfolgt schon nach 24 Stunden ein steiler Anstieg.

2. Bei schweren Verbrennungen ist die Temperatur in der 1. Woche oft sehr unregelmäßig. Niedrige Kollapstemperaturen kommen jedoch nur in der Peripherie vor, während gleichzeitig rectal große Anstiege bis auf 42° nicht selten sind.

3. Eine allgemeine Auskühlung und richtige Temperaturstürze sind daher äußerst selten. Viel wichtiger sind Hyperthermien.

VI. Die Resorption.

Wie bei einer jeden anderen Reizung der Cutis-Nervenendigungen, so kommt es auch bei der Verbrennung zu einer Entzündung. Nur ist für die Verbrennung nach *Hilgenfeldt* das eine charakteristisch, daß die Entzündungserscheinungen äußerst rasch überhandnehmen.

Die Bedeutung dieser aseptischen Entzündung für die Verbrennung besteht darin, daß die Gewebsnekrosen, die dabei entstehen, der Blaseninhalt, das Transsudat des entzündlichen Ödems usw. zur Resorption gelangen, soweit sie nicht nach außen abgestoßen werden. Diese Resorption ist es aber, welche in erster Linie das Schicksal der Verbrennung bestimmt. Denn wir wissen von *Sauerbruch* und *v. Haberer*, daß sogar bei einem chirurgischen Eingriff die gesetzten Gewebszerstörungen eine große Gefahr darstellen können. Unendlich viel größer ist natürlich diese Gefahr bei einer Verbrennung, weil hier Gewebe massenhaft der Nekrose verfällt, wodurch der Körper in schweren Fällen von Gewebsschlacken geradezu überschüttet wird. Es muß daher die Hauptaufgabe der Behandlung sein, die Resorption soweit als möglich zu unterbinden. Dazu muß man wissen, wann dieselbe einsetzt und woran sie zu erkennen ist.

1. Das einfachste Kennzeichen hiefür ist *Volkmanns* „Aseptisches Fieber". Darunter versteht man einen bestimmten Verlauf der Temperaturkurve, wie er vorhanden ist bei einer mittelschweren Verbrennung, mit komplikationslosem Verlauf und ohne Störung der thermischen Regulation (*Hilgenfeldt*). D. h. von der 24. Stunde an beginnt die

Temperatur langsam zu steigen bis zum 3.—4. Tag, bleibt auf gleicher Höhe bis zum 7.—8. Tag, um am 10.—12. Tag wieder völlig zur Norm zurückzukehren.

2. Daß diese Temperaturkurve tatsächlich als Gradmesser für die Resorption angesehen werden darf, zeigte *Wilms* durch das gleichzeitige Auftreten von Albumosen im Harn. Die Albumosen sind bekanntlich die Zwischenstufen einer fermentativen Eiweißverdauung, welche normalerweise in der Blutbahn nicht vorkommen, da sie von der Darmwand nicht resorbiert werden. Da sie löslich sind, gelangen sie aber von den Wunden aus, wo sie als Abbauzwischenstufen ebenfalls vorkommen, sehr leicht in die Blutbahn, aus welcher sie durch die Niere in den Harn ausgeschieden werden. Mit anderen Worten, mit dem Auftreten von Albumosen im Harn haben wir den Nachweis einer Resorption von Eiweißzerfallsprodukten.

Wilms konnte Albumosen bei allen mittelschweren und schweren Fällen feststellen, und zwar stets schon einige Stunden vor dem Auftreten der Temperaturerhöhung. Die Ausscheidung steigert sich allmählich und ist am 6.—8. Tage am größten. Von da ab wird sie wieder geringer, um am 10.—12. Tage aufzuhören. Für die Resorption bedeutet dies also, daß dieselbe bereits innerhalb der ersten 24 Stunden einsetzt (nach anderen Forschern genau nach 6—8 Stunden = Beginn der akuten Toxämie *Wilsons*), am 6.—8. Tage ihren Höhepunkt erreicht und am 10. bis 12. Tage beendet ist.

Es ist klar, daß man auch diese Resorption von Eiweißzerfallsprodukten mit dem Verbrennungstod in Zusammenhang bringen wollte. Und zwar ging das Bestreben dahin, ein spezifisches Verbrennungstoxin zu isolieren.

Wenn es auch heute als erwiesen gelten darf, daß es ein solches nicht gibt, so hat doch die Suche nach einem Verbrennungsgift 3 andere wichtige Ergebnisse gezeitigt.

I. Ein Ergebnis von praktischer Bedeutung ist die Erkenntnis, daß aus den verbrannten Flächen auf irgend eine Weise Stoffe in den Organismus aufgenommen werden, welche für ihn toxisch wirken und daß man diese Resorption durch chirurgische Entfernung der toten Gewebe verhindern kann. Das zeigten als erste *Ajello* und *Parascandalo* im Experiment. Sie fanden nämlich, daß man verbrannte Tiere oft noch retten kann. wenn man das verbrannte Gewebe sofort nach der Verbrühung excidiert, während nach 12 Stunden eine Rettung nicht mehr möglich war. *Heyde* und *Vogt*, die sich mit diesen Problemen der Resorption sehr eingehend befaßten, erzielten noch lebensrettenden Erfolg, wenn die Excision des Verbrannten auch erst nach 2 Stunden erfolgte. Selbst wenn sie dieselbe nach 12 Stunden vornahmen, überlebten die Tiere noch 12 und 21 Tage die Verbrennung. Der Harn war stets ungiftig. Andererseits starben

Normaltiere unter Verbrennungserscheinungen, wenn sie diesen die verbrannten Hautpartien überpflanzten. Auch wurde hier der Harn giftig. Zu den gleichen Ergebnissen kamen auch noch *Weidenfeld* und *Zumbusch*.

Nach *Hilgenfeldts* Ansicht sind diese Ergebnisse absolut beweisend für die Richtigkeit der Annahme, daß aus der verbrannten Haut Toxine in den Körper gelangen. Denn wäre durch die Excision die Quelle der Toxinresorption nicht tatsächlich beseitigt worden, so hätten die ohnedies knapp an der Lebensgrenze sich befindlichen Individuen durch das Hinzukommen dieses neuerlichen Eingriffes unter allen Umständen zugrunde gehen müssen.

Trotzdem aber ist die praktische Bedeutung der Excision beim Menschen nicht allzugroß, weil sie wegen der meist zu großen Fläche nicht durchführbar ist. Nach *Hilgenfeldt* kommt sie nur für kleine, tiefe Verbrennungen 3. Grades in Betracht. Soll die Resorption wirklich verhindert werden, so muß die Excision, nach den *Wilms*schen Albumosenuntersuchungen, am 1. Tage noch vor dem Temperaturanstieg, nach *O. Jl. Seung* sogar innerhalb der ersten 3 Stunden, durchgeführt werden.

II. Eine bedeutsame Erkenntnis brachten auch die Arbeiten von *Heyde* und *Vogt*, welche in den zur Resorption gelangenden Eiweißabbaustufen Allergene erblickten und gewisse Erscheinungen im Krankheitsverlauf bestimmter Fälle auf eine Sensibilisierung des Organismus zurückführten. Zu dieser Annahme kamen sie auf Grund einer Reihe von Einzelergebnissen aus vielen Versuchen. Die wichtigsten Ergebnisse der Versuche von *Heyde* und *Vogt* sind folgende:

1. Bei entsprechender Versuchsanordnung tritt nach einer Verbrennung ein anaphylaktischer Shock auf. Das verbrannte körpereigene Eiweiß muß also wie artfremdes wirken.

2. Bei Implantation verbrannter Hautlappen auf gesunde Tiere zeigten diese dieselben Symptome wie verbrannte Tiere. Außerdem trat im Harn ein Toxin auf, welches auch im Urin verbrannter Menschen zu finden war.

3. Ein Ansteigen der Harntoxizität stellten sie auch fest sowohl bei einfacher Implantation nicht verbrannter körperfremder Organstücke, als auch bei einer bloßen Weichteilquetschung, also ganz allgemein dann, wenn Körpereiweiß abgebaut und resorbiert wurde.

4. Diese Harntoxizität stellt sich auch im anaphylaktischen Shock ein.

5. Es gelang ihnen sogar die chemische Natur der Toxine zu ermitteln. Es handelt sich nämlich um Guanidine und deren Salze.

Auf Grund dieser Ergebnisse stellten *Heyde* und *Vogt* folgende Hypothese auf:

Durch die Resorption des verbrannten, denaturierten Eiweiß kommt es zu einer allmählichen Sensibilisierung des Körpers. Dadurch stellt sich vom 10. Tage ab ein Stadium der Überempfindlichkeit ein. Bei weiterer Zufuhr von Eiweiß kommt es zu einem protrahierten Shock.

Wenn auch die Versuchsergebnisse an sich lediglich eine Resorption von Eiweißzerfallsprodukten beweisen, so ist doch die von *Heyde* und *Vogt* angenommene Sensibilisierung des Körpers sehr wahrscheinlich und bis jetzt noch nicht widerlegt worden. Nur haben diese Feststellungen nicht auf die von vorneherein schweren Verbrennungen klinisch Bezug, sondern nach *Hilgenfeldt* „auf die weniger großen, mittelschweren Fälle, besonders Kinder mit leichteren Allgemeinsymptomen, welche anfangs an Exitus gar nicht denken lassen. Es stellen sich nach 10—15 Tagen plötzlich Krämpfe und Kollapse ein, denen sie erliegen".

III. Schließlich wurden noch in den zur Resorption gelangenden Stoffen peptolytische Fermente festgestellt. Wir wissen aus der Physiologie, daß alle Zellen solche Fermente enthalten und daß sie dieselben im Leben sehr zähe festhalten. *Mandelbaum*, ein Schüler von *Abderhalden*, stellte fest, daß gleich nach dem Tode die Zellen „gesprengt" werden und ihre Fermente in großer Menge in die Blutbahn abgeben („Totenreaktion"). Da kam *Pfeiffer* auf den Gedanken, daß bei einer Verbrennung die in den Zellen des Wundgebietes vorhandenen Fermente ebenfalls frei werden und mitresorbiert werden müßten. Und tatsächlich fand er, daß bei umfangreichen Verbrennungen das Blut schon nach kurzer Zeit aktive Fermente enthält, welche noch nach Stunden und Tagen nachweisbar sind. Es ist also tatsächlich so, daß durch das Zugrundegehen der großen Zellmassen infolge der Verbrennung diese Fermente explosionsartig frei werden.

Da aber die Fermente bekanntlich die Eigenschaft besitzen chemische und Stoffwechselvorgänge auszulösen, abzubremsen, oder sonstwie zu beeinflussen, so wird man, wie es auch *Hilgenfeldts* Ansicht ist, die tiefgreifenden Veränderungen des Stoffwechsels wahrscheinlich zum Teil auch dieser Fermentüberschwemmung mit zur Last legen müssen.

VII. Die chemisch-physikalischen Veränderungen der Körpersäfte.

A. *Ionenkonzentration von Ca, K und Na.* Bei Verbrennungen stellten *Eden* und *Hermann* eine Verminderung des ionisierten Calciums und eine Erhöhung des Kaliums fest. Da nach den Feststellungen von *Kraus* und *Zondeck* mit der Verminderung von Ca˙, ebenso wie mit der Vermehrung von K˙ und Na˙ eine Tonussteigerung des Vagus und ein Tonusverlust des Sympathicus verbunden ist, fanden *Eden* und *Hermann*, damit übereinstimmend, bei Verbrennungen eine Vagotonie. Was das Primäre ist, Ionen- oder Nervenveränderung, ist nicht bekannt.

B. Säure-Basenhaushalt und Blutzucker. Während die „aktuelle" Reaktion des Plasmas normalerweise leicht alkalisch ist, wurde bei Verbrennungen von den meisten Forschern (*Melver, Helstedt, Simonart, Stockes, Valdoni, Bianchi, Schneider*) eine Acidosis festgestellt. Nur *Eden* und *Hermann* fanden eine Alkaleszenz. In diesem unterschiedlichen Verhalten erblickt *Hilgenfeldt* eine schwere Beeinträchtigung der regulatorischen Funktionen des Körpers, mißt aber der Bestimmung der aktuellen Reaktion keine allzugroße prognostische Bedeutung zu.

Wie bei anderen Verletzungen so ist auch hier ein Parallelgehen von Acidosis und Blutzuckeranstieg zu erwarten, da beide durch die gleichen Faktoren ausgelöst werden. Blutzuckererhöhend und zugleich acidosefördernd sind z. B. Angst und Schmerz, Allgemein- und Lokalnarkose und der Shock. Wenn auch ein wirkliches Parallelgehen während des ganzen Krankheitsverlaufes sehr selten vorzukommen scheint, so wurde doch von allen Untersuchern wenigstens ein Anstieg des Blutzuckers kurz nach der Verbrennung festgestellt. *Hilgenfeldt* sah neben der Acidosis eine Erhöhung des Blutzuckers und des Rest-N, wobei die Erhöhung der Schwere des Falles entsprach. *Schreiner, Dohrn* und *Hilgenfeldt* fanden öfters Harnzucker, welcher dem Zuckerspiegel nicht entsprach.

In Anbetracht dieser Einzelergebnisse, die teilweise sehr verschieden sind, faßt *Hilgenfeldt* das Gesamtergebnis aller Untersuchungen folgendermaßen zusammen: „Von einem Parallelgehen von Blutzucker, Rest-N und Säuregehalt kann man hierbei nicht sprechen; es kommen vielmehr alle Variationen vor. Der Blutzucker ist jedoch regelmäßig erhöht."

C. Rest-Stickstoff und Kochsalzhaushalt. Daß die Größe des Rest-N abhängig ist von der Leber- und Nierenfunktion ist allgemein bekannt, weniger aber, daß sie auch in sehr engem Zusammenhang zum Eiweißzerfall steht. Letztere Tatsache machten sich aber *Bürger-Grauhan* und *Klein-Pribram* zunutze, als sie das Ausmaß des Gewebsunterganges bei Operationen durch die Rest-N-Bestimmung feststellten. Und auch *Davidson* erblickte in der Erhöhung des Rest-N bei Verbrennungen den Ausdruck der Resorption von Eiweißzerfallsprodukten. Die Erhöhung begann innerhalb der ersten 24 Stunden und dauerte einige Tage an, wobei die Größe wiederum der Schwere des Falles entsprach. Dabei ist der äußerst instruktive Versuch, den *Davidson* als Beweis für die Richtigkeit seiner Annahme durchführte, bemerkenswert und besonders bekannt geworden dadurch, daß *Davidson* auf ihn seine Gerbsäurebehandlung fundiert.

Bekanntlich konnte er zeigen, daß durch die Gerbsäurebehandlung die anfänglich vorhandene Rest-N-Erhöhung wieder zurückgeht und bereits nach 24 Stunden völlig verschwunden ist, daß aber bei Absetzen des Tannins und Übergang zu Borsäure wieder ein prompter Anstieg erfolgt. Die Erklärung für dieses Verhalten liegt auf der Hand: Infolge der Fixierung der Eiweiße ist eine Resorption nicht mehr möglich, weshalb die Rest-N-Erhöhung verschwindet. Beim Übergang zur Borsäure aber wird der Gerbschorf wieder aufgelöst, wodurch es neuerdings zu einer Mobilisierung der Toxine kommt. D. h. also, sie werden wieder resorbiert und der Rest-N steigt ebenso prompt wieder in die Höhe.

Damit ist der eindeutige Beweis erbracht, daß die Rest-N-Erhöhung bei Verbrennungen tatsächlich Folge des Eiweißzerfalls und der Resorption ist.

Neben dem Zusammenhang mit dem Blutzucker besteht auch noch ein solcher zwischen Rest-N und Kochsalz. *Duval, Baur* und *Boron* stellten nämlich eine beträchtliche Cl'-Retention in den Wunden fest. Nach *Duval* soll es zugleich zu einer enormen Na˙-Ausschwemmung (als $NaHCO_3$) durch die Niere kommen, so daß schließlich eine fühlbare Verarmung an Natrium- und Chlorionen im Blute resultiert. Wir wissen aber von *Volhard*, daß die Niere nur dann ihre Aufgabe in befriedigender Weise erfüllen kann, wenn ihr Na˙ und Cl' in genügender Anzahl zur Verfügung stehen und daß bei einer Verminderung derselben harnpflichtige Substanzen zurückbehalten werden = hypochlorämische Urämie.

Jedenfalls können wir daraus ersehen, daß der Rest-N-Anstieg ebensogut auch durch die Kochsalzverarmung verursacht sein kann. Ob diese zweite Entstehungsursache wirklich hier noch eine Rolle spielt, ist nicht zu entscheiden. Von praktischer Bedeutung ist aber die Tatsache, daß die Niere zur selben Zeit, wo sie durch die Rest-N-Erhöhung stark überlastet ist, auch noch eine funktionelle Schädigung durch den Natrium- und Chlorionen-Verlust erfährt.

D. Störungen im Albumin-Globulin-Gleichgewicht. Von allen Forschern wurde hier einheitlich eine Albuminverminderung und Globulinvermehrung und eine damit verbundene Beschleunigung der Blutkörperchensenkung festgestellt. Daß diese Störungen auch bei Verbrennungen vorkommen, ist eigentlich nicht verwunderlich, wenn wir bedenken, daß sie in Beziehung stehen zum Säure-Basenhaushalt, Chlor- und Calciumspiegel, vegetativen Nervensystem und auch zur Entzündung.

Auf Grund zweier Feststellungen von *Eden* und *Hermann*, wonach diese Störung des Albumin-Globulin-Gleichgewichtes auch in vitro, durch Änderung des Elektrolytgehaltes und außerdem durch künstlich erzeugten Vago- oder Sympathicotonus hervorgerufen werden kann, stellten diese Forscher folgende Hypothese auf: Durch die Eiweißzerfallsprodukte kommt es zu einer Vagotonie, welche die geschilderten Veränderungen in der Calcium-, Kalium- und Natrium-Ionenkonzentration hervorruft. Diese wiederum sollen dann die Verschiebung im Albumin-Globulin-Quotienten verursachen. Nach *Hilgenfeldt* kann aber diese Hypothese keine allgemeine Gültigkeit haben, weil es bis heute noch nicht entschieden ist, ob die nervöse oder die humorale Veränderung das Primäre ist.

VIII. Komplikationen im Heilverlauf.

A. Die schlechte Heilungstendenz der Brandwunden. Die Ursachen derselben sind bestimmt sehr häufig allgemeiner Natur, wie abnorme Größe der Wunden, starke Eiterung, allgemeine Erschöpfung usw. Die schlechte Heilungstendenz muß aber auch eine lokale Ursache haben, da auch bei kleinen Wunden oft genug eine sehr langsame Überhäutung festzustellen ist.

B. Wundinfektionen und deren Folgen. Man kann hier 2 Gruppen von Erkrankungen unterscheiden.

1. Solche, die frühzeitig auftreten: Tetanus, Scharlach, Erysipel, Pyocyaneus und

2. solche, die erst später auftreten: Allgemeininfektion, Abscesse, Phlegmonen und Furunkulose.

Während früher alle diese Komplikationen in gleicher Weise und sehr häufig vorkamen, sind Tetanus, Erysipel und Scharlach seit Einführung der antiseptischen Wundbehandlung sehr selten geworden. Der Grund hiefür ist nach *Hilgenfeldt* folgender: Die unter 2. zusammengefaßten Komplikationen entstehen bei verzögerter Wundheilung. Solange sind aber die Wunden nicht keimfrei zu halten. Deshalb treten Sepsis, Pyämie, Phlegmone, Abscesse usw. noch in gleicher Häufigkeit wie ehedem auf. Die Allgemeininfektion tritt meist erst nach einigen Wochen auf und mit Vorliebe bei tiefen Verbrennungen 3. Grades. Die Ursache ist oft eine Sekretverhaltung unter den Nekrosen. Begünstigend für die Allgemeininfektion sind nach *Hilgenfeldt* großer Säfteverlust und ein langes Krankenlager. Nicht selten sind auch Abscesse und Phlegmonen, besonders häufig geht aber eine Furunkulose von einer Verbrennung aus.

Während nach *Dunbar* und *Clark* die Brandwunden in den ersten 12 bzw. 24 Stunden noch steril sind, werden nach dieser Zeit reichlich Bakterien, vor allem hämolytische Streptokokken, gefunden. Nach *Dunbar* sogar in 80% der Fälle! Verbrennungsscharlach und Erysipel waren daher in der vorantiseptischen Ära gar nicht selten, desgleichen der *Tetanus*. Heute wird er nur noch höchst selten beobachtet. Trotzdem treten *Schreiner, Stocker* und *Flörken* für eine Tetanusprophylaxe ein. *Hilgenfeldt* sah unter 300 Verbrennungsfällen nie einen Tetanus. Es ist ja bekannt, daß die Häufigkeit des Auftretens örtlich sehr verschieden ist.

Da nach *Dunbar* die Wunden in 80% der Fälle hämolytische Streptokokken enthalten, empfehlen einzelne Forscher auch bei *Scharlach* Prophylaxe mit Streptokokkenserum. Die Häufigkeit ist aber nur 2%. Viel erörtert wurde die Frage, ob es einen echten Verbrennungsscharlach gibt. *Minkevici, Zaeva* und *Konstantinova,* die über dieses Problem sehr viel gearbeitet haben, bejahen diese Frage, und zwar auf Grund der Feststellung, daß inaktiv im Blute kreisende Streptokokken nach der Verbrennung auf der Haut nachzuweisen waren. Auf Grund dieser Beobachtung an der weißen Maus stellten sie folgende Hypothese auf, die auch für den Menschen Gültigkeit haben soll.

Durch das Verbrennungstrauma werden die Streptokokken in die Haut ausgeschieden; es erfolgt eine Autoinfektion.

Diese Ausscheidung von Bakterien in die Haut konnte aber von anderen Forschern bis heute weder beim Tier noch beim Menschen nachgewiesen werden.

Das Erysipel hat ebenfalls seit Einführung der Antisepsis eine starke Abnahme erfahren. *Hilgenfeldt* sieht es bei den mit Tannin behandelten Fällen nicht mehr und auch unter unseren 59 Verbrennungen ist nur 2mal ein Erysipel vorhanden. Nämlich bei dem indifferent behandelten Fall 28 und dem gerade für die Bürstung sehr undankbaren Fall 51, welcher eine äußerst tiefe Verbrennung beider Fußrücken aufweist.

Verhältnismäßig am häufigsten stellt sich noch ein *Pyocyaneus* als Komplikation ein, da er bekanntlich durch Antisepticis nur sehr wenig zu beeinflussen ist. Bei der Taninnbehandlung und der Bürstung kommt er aber nur noch ausnahmsweise vor.

IX. Eine Besonderheit im Heilverlauf.

Zum Schlusse möchte ich noch auf eine Besonderheit des Verlaufes von Verbrennungen hinweisen. Es handelt sich um die Beobachtung, daß manchmal ein Fall als harmlose Verbrennung 1. oder 2. Grades eingeliefert wird, der sich später als eine solche 2. oder 3. Grades entpuppt. Mit anderen Worten, es gibt Verbrennungen, die erst nach ein paar Tagen ihren wahren Charakter in bezug auf Grad und Ausdehnung der Verletzung zeigen. Diese Beobachtung konnten wir unter den 59 in dieser Abhandlung beschriebenen Fällen 8mal machen.

Bei dem *Fall 21,* Karoline H., 22 Jahre, handelt es sich zunächst um eine Verbrühung 1. Grades der Vorder- und Innenseiten beider Oberschenkel. Es ist angeblich nur eine Rötung der Haut vorhanden, weshalb der Praktiker, zu dem sich die Patientin begibt, Puder aufstreut und sie für den 3. Tag wieder bestellt. Sie ist aber inzwischen so elend geworden, daß sie sich zu Bett legen muß und am 3. Tage den Arzt in ihre Wohnung bestellt. Dieser weist sie am 4. Tage zu uns in die Klinik ein, wo sich uns eine äußerst häßliche Verbrennung 2. und 3. Grades, mit schmierig belegten Geschwüren darbietet. Wir müssen, da die Verbrennung schon 4 Tage alt ist, mit Salbe weiterbehandeln. Infolge der schlechten Heilungstendenz kann die Patientin erst nach 14 Wochen entlassen werden.

Einen in diesem Zusammenhang sehr eindrucksvollen Verlauf bietet auch *Fall 10,* Josef H., 35 Jahre, welcher als Einlieferungsbefund eine Verbrennung 1. Grades der ganzen Brust und beider Arme mit nur einigen kleinen Bläschen bietet. Dieselben werden abgetragen und der Grund mit Silberfolie bedeckt, im übrigen die Wunden mit Puder bestreut. Die Temperatur ist dementsprechend zunächst niedrig. 36,0—37°, steigt aber plötzlich am 3. Tage bis auf 39,5° empor. Zugleich stellt sich eine tiefe Benommenheit ein, welche bis zum 7. Tage bestehen bleibt. Vor allem aber bieten die Wunden ein völlig verändertes Aussehen. Dort wo bei der Einlieferung nur eine Rötung der Haut und ein paar Bläschen zu sehen sind, haben

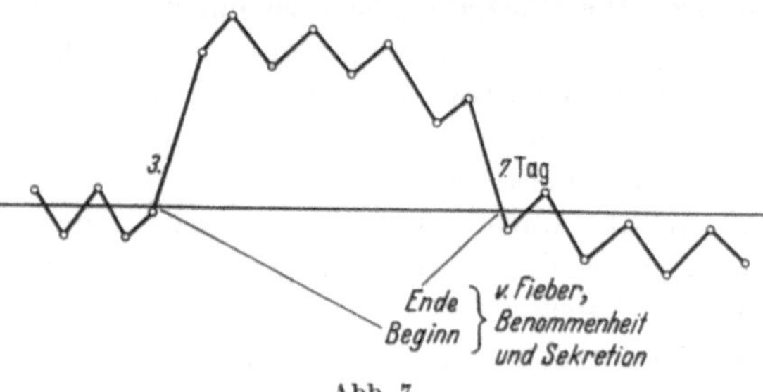

Abb. 7.

sich inzwischen handtellergroße Blasen entwickelt, deren Grund nach Abtragung der Epidermis sehr stark sezerniert. Auf eine sehr eindrucksvolle Weise zeigt uns dieser Fall die engen Zusammenhänge, die zwischen Temperaturerhöhung, Benommenheit und Resorption bestehen. Wie es vorstehende Skizze (Abb. 7) veranschaulicht, steigt mit dem Auftreten der enormen Sekretion am 3. Tage die Temperatur unvermittelt in die Höhe und stellt sich die Benommenheit ein. Und als die Sekretion am 7. Tage nachläßt, geht die Temperatur wieder zurück und verschwindet auch die Benommenheit wieder.

Im Prinzip ebenso ist der Verlauf bei den Fällen 36, 57 und 33. *Fall 36,* Friedrich L., weist eine große Verbrennung von Thorax, Oberbauch, Hals, Gesicht und beiden Händen auf. Nach 3 Tagen, beim ersten Verbandwechsel, stellt sich aber heraus, daß dort, wo wir bei der Einlieferung scheinbar nur eine Verbrennung 1. und 2. Grades vor uns zu haben glaubten, tatsächlich eine solche 3. Grades vorhanden ist. Bei Fall 57 und 33 tritt dasselbe Ereignis am 5. bzw. 7. Tage ein.

Diese Eigentümlichkeit im Verlauf von Verbrennungen wäre vielleicht gar nicht so wichtig, hätte sie nicht eine gewisse unangenehme Bedeutung für die Behandlung, besonders für die Bürstung und die Bedeckung mit der Silberfolie, welche an unserer Klinik sehr viel angewandt werden. Diese Zusammenhänge habe ich aber in den entsprechenden Kapiteln ausführlich behandelt und habe daher auch, um eine Wiederholung zu vermeiden, auf eine eingehende Schilderung des Verlaufes an dieser Stelle verzichtet.

Der *Fall 53,* Therese P., 22 Jahre, gehört auch noch in diese Reihe. Patientin wird eingeliefert wegen einer ganz harmlosen Verbrühung an der Außenseite des rechten Unterschenkels und am rechten Fußrücken. Die gerötete Haut wird mit Puder bestreut und ein Verband darüber angelegt. Die Temperatur ist zunächst nicht erhöht, bis zum 5. Tage, als sich auf der Außenseite des Knöchels auf einmal riesige Blasen bilden. Der Verlauf ist trotzdem noch ziemlich ungestört; die Temperatur steigt ein wenig an, geht aber nicht über 37° hinaus. Nur ist einmal Eiweiß im Urin zu finden. Die Entlassung erfolgt 10 Tage nach dem Unfall.

Die bisher beschriebenen 6 Fälle haben alle das eine gemeinsam, daß dieses Ereignis in den ersten 3—7 Tagen eintritt.

Eine Sonderstellung nehmen jedoch die beiden Fälle 56 und 19 ein, da sie uns zeigen, daß eine Verbrennung sogar noch nach 13 und 15 Tagen ihren Charakter zu verändern vermag.

Der *Fall 19,* Fritz S., 25 Jahre, sieht ebenfalls zunächst wie eine Verbrennung 2. Grades aus und wird daher gar nicht erst gebürstet, um ihm bei der verhältnismäßig großen Ausdehnung von 16% das Trauma zu ersparen. Es sind nämlich verbrannt: das ganze Gesicht, beide Hände, ein Vorderarm, eine Hüfte und ein Knie, und zwar zweit-, teilweise auch drittgradig. Wie üblich, bei großflächigen, seichteren Verbrennungen, werden hier die Blasen abgetragen und der Grund mit Silberfolie bedeckt. Der Verlauf ist auch zunächst ein ganz befriedigender. Die Temperatur ist vom 3.—4. Tage ab leicht über 37° erhöht, um schon am 7. Tage wieder zur Norm zurückzukehren = „Volkmann". Auch die Wunden bieten ein gutes Aussehen und bis zum 15. Tage sind das Gesicht, die rechte Hand, die Finger der linken Hand bereits vollständig epidermisiert. Die übrigen Wunden aber am Knie, linken Vorderarm, linker Hand und Hüfte mit anschließender Partie des Oberschenkels, werden in großer Ausdehnung nekrotisch und beginnen auch bald zu eitern, so daß sie in kurzer Zeit ein äußerst unerfreuliches Aussehen darbieten. Schlagartig steigt daher die Temperaturkurve in die Höhe, bis auf 39,0 , und ist mit ihren tiefen Remissionen der sichere Beweis dafür, daß nun eine starke Resorption von toxischen Eiweißabbauprodukten und Bakterientoxinen eingesetzt hat. Ein langes Krankenlager schließt sich an, bei dem es zu Muskelatrophie, Kontrakturen und einem allgemeinen Kräfteschwund kommt. Nach 8 Wochen wird Patient, noch nicht geheilt, auf eigenen Wunsch entlassen, so daß wir ihn aus unserer Beobachtung verlieren.

Merkwürdig ist bei diesem Fall nur, daß die Urinbefunde bereits am 12. Tage auftreten und der Verschlimmerung der Wunden also um 3 Tage vorauseilen. Eiweiß, worauf in den ersten 16 Tagen insgesamt 7mal untersucht wird, ist am 12. und 16. Tage positiv. Im Sediment sind zur gleichen Zeit Zylinder und Nierenepithelien und am 5. und 8. Tage auch Erythrocyten vorhanden.

Abschließend kann man sagen: Die Verletzung zeigt in den ersten 14 Tagen in allen Punkten den Charakter einer leichten bis mittelschweren

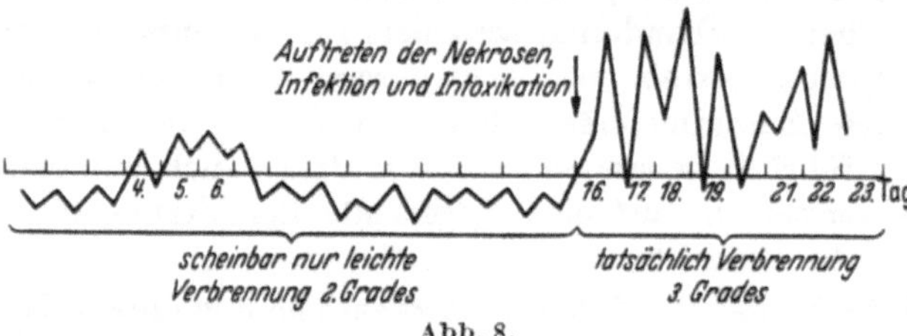

Abb. 8.

Verbrennung 2. Grades, vom 15. Tage ab dagegen bietet sie durchaus das Bild einer schweren drittgradigen Verbrennung, wie es nebenstehende Zeichnung (Abb. 8) veranschaulichen soll.

Dasselbe Phänomen konnten wir auch noch bei Fall 56 erleben, wo die Verbrennung erst nach 13 Tagen zu voller Ausbildung gelangt. Den Verlauf dieses Falles habe ich an anderer Stelle, in dem Kapitel „Bürstung", eingehend beschrieben.

Damit habe ich wenigstens die wichtigsten Veränderungen, Störungen und Besonderheiten des Krankheitsverlaufes bei Verbrennungen erwähnt und wenn wir zum Schlusse dieses I. Teiles der Abhandlung das zeitliche Auftreten der einzelnen Veränderungen uns nochmals vor Augen führen — Cytologische Blutveränderungen: 1.—36. Stunde, Hgb.-Ausscheidung durch die Niere: 3.—18.—36. Stunde, Bluteindickung: ersten 24 Stunden, Nierenveränderungen: ersten 2 Tage, Veränderungen im ZNS.: ersten 2 Tage, Veränderungen in der Lunge: unmittelbar nach der Verletzung, Beginn der Resorption mit ihren Folgen wie Rest-N-Anstieg, Störung der Ionenkonzentration usw.: innerhalb der ersten 24 Stunden —, so wird es uns begreiflich, warum die ersten 24—36—48 Stunden die gefährlichsten sind und warum in dieser Zeit die meisten der Schwerverletzten ad exitum kommen. Fallen doch nach einer Statistik von *Wilms* allein auf die ersten 24 Stunden 80% aller Verbrennungstodesfälle und hievon wiederum die größere Hälfte auf die ersten 12 Stunden. Auch *Wilson* berechnete für das Stadium der akuten Toxämie (= 6. bis 24. Stunde) das Auftreten der Todesfälle auf 60—80%. Nach dem 2. Tage dagegen treten nach *Wilms* nur noch 12% aller Todesfälle ein.

II. Teil.

Die Behandlung der Verbrennungen.

Diese hat nicht nur die Aufgabe, die Wunden möglichst rasch zur Abheilung zu bringen, sondern sie muß vielmehr alle Störungen und Veränderungen, die den Heilverlauf gefährden können und die wir oben kennengelernt haben, bekämpfen. Die Hauptterfordernisse der Behandlung kann man daher mit *Hilgenfeldt* in folgende 6 Punkte zusammenfassen.

Aufgabe der Allgemeinbehandlung:

1. Bekämpfung der Schmerzen und des Shocks.
2. Vermehrung der zirkulierenden Blutmenge.
3. Bekämpfung der $Na^{\cdot}$- und Cl'-Verarmung.
4. Unterstützung der Ausscheidung von toxischen Substanzen.

Aufgabe der Lokalbehandlung:

5. Bekämpfung von Entzündung, Resorption und Intoxikation.
6. Schnelle und störungsfreie Wundheilung.

Die Allgemeinbehandlung.

Eine große Rolle spielt hier die Bekämpfung der Schmerzen, und zwar deshalb, weil sie bekanntlich den Shock unterhalten und verstärken. Zur Schmerzbekämpfung bei Verbrennungen bedient man sich auch heute noch meist der Opiate, obwohl viele Stimmen laut geworden sind, welche sie ablehnen, weil sie gerade bei Verbrennungen angeblich schlecht vertragen werden. *Frazer* führt die schlechte Verträglichkeit darauf zurück, daß das Morphium die Atmung oberflächlicher mache, weshalb die ohnedies sehr schlechte Sauerstoffversorgung noch stärker beeinträchtigt werde. Auch *Weidenfeld, Zumbusch* und *Hilgenfeldt* sind gegen das Morphium. Letzterer wendet statt dessen bei Kindern Adalin, im übrigen Atropin an. Dadurch ist es aber auch zugleich möglich die Vagotonie zu bekämpfen und, wenn es richtig ist, daß die Vagotonie das Primäre unter all den damit in Zusammenhang stehenden Veränderungen ist (*Eden* und *Hermann*), werden auch diese im günstigen Sinne beeinflußt. Nämlich die schweren Veränderungen in der Blutkonzentration, die Störungen im Ionengleichgewicht von Calcium und Natrium-Kalium und im Albumin-Globulinquotienten.

Hilgenfeldt weist noch auf eine andere erwünschte Wirkung des Atropin bei Verbrennungen hin: Da das Adrenalin bei durchschnittenen oder durch Atropin gelähmten Vagis bekanntlich eine viel beträchtlichere

Wirkung zu entfalten vermag, wird die funktionell sehr stark beanspruchte Nebenniere in gewissem Sinne entlastet und unterstützt. Schließlich ist auch noch die erregende Wirkung auf das Atemzentrum hervorzuheben.

Wenn auch die obenerwähnten ursächlichen Zusammenhänge noch nicht erwiesen sind, so stellt das Atropin doch für die Allgemeinbehandlung ein in vieler Hinsicht sehr nützliches Mittel dar. *Heyde* und *Vogt* empfehlen es ebenfalls und geben es gleichzeitig mit Calciumchlorid zur Entgiftung der von ihnen festgestellten Guanidine.

Auch der Ersatz des Calciums ist sehr wichtig, da dieses ja stark vermindert ist. Außerdem wirkt es infolge seiner zelldichtenden Fähigkeit entzündungshemmend und schließlich vermag es noch eine nützliche Eigenschaft zu entfalten, wenn nämlich der Organismus in einen Zustand der Allergie versetzt wird.

Die symptomatische Bekämpfung des Shocks mit Sympatol, Ephetonin und Ephedralin ist natürlich auch sehr wichtig. Am wirkungsvollsten hat sich aber bis heute immer noch die Dauerinfusion und die Bluttransfusion erwiesen. Als Flüssigkeiten sind Traubenzucker- und physiologische Kochsalzlösung gebräuchlich. Dabei bietet letztere noch den Vorteil, die bei schweren Verbrennungen vorhandene Cl'- und $Na^{\cdot}$-Verarmung zu bekämpfen und die Nierenfunktion zu verbessern (hypochlorämische Urämie!).

Mit der Bluttransfusion, dem wirkungsvollsten Mittel gegen den Shock, ist Vorsicht geboten dann, wenn eine Rest-N-Erhöhung besteht. Kleine, multiple Infusionen sind hier nach *Schittenhelm* einmaligen großen vorzuziehen.

Mit der intravenösen Flüssigkeitszufuhr wird zugleich ein anderes Haupterfordernis der Allgemeinbehandlung erfüllt, nämlich die Vermehrung der zirkulierenden Blutmenge und Bekämpfung der Bluteindickung. Diesem Zweck dient auch eine reichliche Flüssigkeitszufuhr per os, eventuell auch per klysma.

Hingegen kann die Resorption und Intoxikation mit der Allgemeinbehandlung nur sehr wenig beeinflußt werden. Es wurde zwar mit verschiedenen Maßnahmen der Versuch gemacht, die bereits resorbierten Verbrennungstoxine wieder zu eliminieren, doch kommt ihnen allen keine große praktische Bedeutung zu. Hierher gehört die Entblutungstransfusion, welche aber sehr gefährlich ist, die Atropinbehandlung im Sinne von *Heyde* und *Vogt*, die Entgiftung mit chemischen Mitteln wie Urotropin, Natriumthiosulfat, Magnesiumsulfat, intravenös und als Klysma (*Ferguson*, *Culling*, *Frazer*, *Ravdin*). Am aussichtsreichsten erscheint noch der Versuch die Toxine durch enterale, vesicale und parenterale Flüssigkeitszufuhr wenigstens zu verdünnen (*Baraduc* und *Wilms*).

Das wichtigste Erfordernis der Behandlung von Verbrennungen aber, die Bekämpfung der Resorption, kann nur die Lokalbehandlung erfüllen.

Die örtliche Behandlung.

Dieses große Kapitel habe ich in 3 Abschnitte eingeteilt:

A. Die Gerbsäurebehandlung.

B. Die Verfahren, welche an der Chirurgischen Klinik zu München geübt werden (Bürstung, Silberfolienbedeckung, Salben- und Puderbehandlung).

C. Die übrigen, selten gebräuchlichen Behandlungsverfahren.

A. Die Gerbsäurebehandlung.

Sie ist eines der modernsten Verfahren.

I. Die pharmakologische Wirkung der Gerbstoffe.

Eine Gerbwirkung besitzen bekanntlich nicht nur die Gerbsäure, sondern auch verschiedene Schwermetallsalze, die Alaune, bestimmte Säuren, z. B. Pikrinsäure, das Thiol usw. Die wichtigste Eigenschaft der Gerbstoffe ist ihre adstringierende Wirkung, die man am leichtesten selbst feststellen kann, wenn man sie mit der Mundhöhlenschleimhaut in Berührung bringt; sie haben einen charakteristischen, zusammenziehenden Geschmack. Das beruht darauf, daß sie mit gewebsbildenden Stoffen wie Eiweiß, Schleim, Leim usw. unlösliche Verbindungen bilden, welche ausgefällt werden. Die so entstandenen Albuminate bzw. Tannate bewirken eine Verdichtung der Gewebe, wodurch dieselben Wasser verlieren und eine sehr derbe Konsistenz annehmen.

II. Die Technik der Gerbsäurebehandlung und der Heilungsablauf unter derselben.

Es kommt eigentlich heute nur noch die Gerbsäure selbst in Frage, während die Pikrinsäure und das Thiol, welche früher besonders in England Verwendung fanden, wohl keine praktische Bedeutung mehr haben. Die Gerbsäure wurde erstmalig von dem Russen *Nikolski* empfohlen, geriet aber dann in Vergessenheit, bis sie im Jahre 1925 von *Davidson* wieder eingeführt wurde.

Davidson geht so vor, daß er die Wunden, ohne sie vorher zu säubern, mit sterilen Kompressen bedeckt, diese mit sterilen Binden fixiert und das Ganze mit frischbereiteter $2^1/_2$%iger Gerbsäurelösung übergießt. Dieses Übergießen muß öfters wiederholt werden, damit der Verband immer feucht und wirkungsvoll bleibe. Nach 12, 18 und 24 Stunden werden die Wunden kontrolliert und, wenn die Oberfläche derselben sich in einen trockenen, harten, braunen Schorf verwandelt hat, wird der Verband abgenommen und offen weiterbehandelt. Das ist die Originalmethode von *Davidson,* wie sie meist auch heute noch Anwendung findet.

Inzwischen ist eine Reihe von Modifikationen veröffentlicht worden, welchen aber allen das gleiche Prinzip zugrunde liegt: Fixierung der

Zerfallsprodukte durch Verlederung der verbrannten nekrotischen Haut. Die wichtigsten Modifikationen sind die von *Beck* und *Powers* und die von *Kraft* angegebenen.

Erstere besprayen die verbrannten Stellen in halbstündlichen Abständen so lange, bis ebenfalls die Wundoberfläche den schwarzbraunen Tannenschorf erkennen läßt. Nur wenn subcutanes Gewebe in stärkerer Dicke mitverbrannt ist, dauert es einige Tage, bis die Haut völlig trocken ist, in der Regel aber nur 14—18 Stunden. Die Schorfe fallen nach 14 Tagen ab.

Die *Kraft*sche Tanninmethode, über welche *Hilgenfeldt* sehr viele Erfahrungen gesammelt und auch des öfteren berichtet hat, bedient sich des Brandliniments als Lösungsmittel. Mit einem frischbereiteten 5% igen Tannin-Liniment-Gemisch werden sterile Leinenlappen reichlich getränkt und auf die Wunden aufgelegt. Darauf kommt noch eine Lage Zellstoff und eine Mullbinde fixiert den Verband. Derselbe muß anfangs öfters erneuert werden, und zwar am 1. Tage 4mal, am 2. Tage 3mal und in den folgenden Tagen je 2mal, damit immer wieder neues Tannin mit der Wunde in Berührung kommt. Die Blasen und Hautfetzen werden nicht sofort, sondern erst beim 2. oder 3. Verbandwechsel abgetragen, weil dann diese Prozedur schmerzlos ist. Daß die Gerbwirkung in dieser Kombination keine Einbuße erfährt, zeigte *Hilgenfeldt* u. a. an einer zweit- und drittgradigen Verbrühung, wo er am 2. Tage bereits die Schorfe abheben konnte und am 12. Tage die Wundheilung völlig abgeschlossen war.

III. Die theoretische Fundierung der Gerbsäurebehandlung ist einzigartig; alles was man von einer guten Methode fordern kann, scheint sie zu erfüllen.

1. Die Hauptforderung, Verhinderung der Resorption, erfüllt sie dadurch, daß sie den ganzen nekrotischen Teil der Wunde, wenn er nicht allzu dick ist, in ein lederartig derbes und unlösliches Koagulum verwandelt, so daß eine Resorption fast unmöglich erscheint. In sehr exakten Untersuchungen konnte *Davidson* zeigen, daß die Ausfällung der Eiweiß-Spaltprodukte tatsächlich eine sehr weitgehende ist. Hierher gehört besonders der oben erwähnte Versuch, in welchem er zeigen konnte, daß bei Gerbsäurebehandlung bereits nach 24 Stunden die Rest-N- und Blutzuckerwerte wieder normal sind, während sie sofort wieder ansteigen, wenn man auf Borsäure übergeht. Wie *Beck* und *Powers* feststellten, ist dieser eklatante Einfluß auf die Resorption nicht nur in den Rest-N- und Blutzuckerwerten zu erkennen, sondern ebenso in dem gleichzeitigen Zurückgehen der anfangs sehr beträchtlichen Bluteindickung.

Daß die Toxineinschwemmung schon in sehr kurzer Zeit unterbunden sein muß, ist daraus zu entnehmen, daß die Wundoberfläche bereits nach 14—16 Stunden die erwähnte Umwandlung erfahren hat.

2. Von allen Forschern wird auch die sehr gute Schmerzstillung und die Schmerzlosigkeit der Tanninbehandlung hervorgehoben. Erstere beruht nach *Poulson* darauf, daß die Eiweiße in den Nervenendausbreitungen ausgefällt werden. Wenn auch dieser lokalanästhesierende Effekt sicher nur gering ist, so ist doch die Tatsache, daß die Anwendung der Gerbsäure nicht mit Schmerzen verbunden ist, von um so größerer Bedeutung. Das wird besonders beim Verbandwechsel sehr angenehm in Erscheinung treten. Die Mullkompressen, welche bei der Originalmethode verwendet werden, lassen sich leicht lösen, wenn man vorher nochmals gründlich mit Gerbsäure anfeuchtet, das Linimentgemisch kann überhaupt nicht verkleben wegen des Gehaltes an Leinöl, und die Spraybehandlung wird offen durchgeführt.

3. Die antiseptische Wirkung des Tannins. Diese beruht auf verschiedenen Faktoren. Eine antibakterielle Kraft ist wohl nachgewiesen, aber sie ist, wie *Clark* zeigte, nur sehr gering. Die antiseptische Wirkung beruht vielmehr darauf, daß durch die Adstringierung der Gewebe den Erregern die Feuchtigkeit entzogen wird und daß ihnen, wenn sich einmal der Schorf gebildet hat, alle Lebensbedingungen genommen sind. Dazu trägt auch noch der Verschluß der Lymphspalten bei, weil den Erregern der günstige Nährboden, den sie in der Lymphe und dem Wundsekret finden würden, ebenfalls verloren geht und weil ihnen andererseits durch den Verschluß der Lymphspalten auch das Vordringen in die Tiefe verwehrt wird.

4. Eine sehr große Bedeutung hat dieser Verschluß der Lymphspalten bei großen Verbrennungen auch noch deshalb, weil dadurch der Plasmaverlust, welcher, wie wir gesehen haben, allein am 1. Tage bis zu 4 und 5 Liter betragen kann, verhindert wird.

5. Und schließlich sorgt die Tanninbehandlung auch noch für einen störungsfreien Heilverlauf, indem die aufgelagerten harten Schorfe Ruhigstellung, Schienung und mechanischen Schutz für die Wunden gewähren. Die rasche Heilung, die gute Überhäutungstendenz und die ideale Narbenbildung sind bestimmt zum Teil auch auf diesen Umstand zurückzuführen.

IV. Die Nachteile der Methode.

1. Eine unangenehme Eigenschaft besteht darin, daß die Gerbsäure bei Konzentrationen von 0,1% aufwärts auf die Gefäße nicht adstringierend, sondern erweiternd wirkt, wodurch es zu einer unerwünschten Schwellung und Ödembildung kommt. Nach *Seeger* beruht diese Eigenschaft auf der stark sauren Reaktion, die bei diesen hohen Konzentrationen besteht. Dem Übel ist daher leicht abzuhelfen, indem man irgendeinen alkalischen Stoff zufügt. Bei *Kraft* und *Hilgenfeldt* geschieht dies zugleich mit dem Kalkwasser des Brandliniments.

2. Ein Nachteil sind auch die gelegentlich unter den Tanninkrusten vorkommenden Retentionen. Man behebt sie am besten so, daß man

entweder die Membran abhebt, oder Incisionen in dieselben macht und mit absaugenden Verbänden weiterbehandelt. Bei *Hilgenfeldt* kamen solche Retentionen unter 100 Fällen nur 2mal vor.

3. Schließlich wurde noch von *Schreiner* der Einwand erhoben, daß die Wirkung der Gerbsäure nicht tief genug reiche. Derselbe trifft allerdings für tiefe Verbrennungen, wo Unterhautzellgewebe in größerem Ausmaß mitergriffen ist, zu. Doch ist *Hilgenfeldt* der Ansicht, daß man die Gerbsäure auch in solch einem Fall trotzdem noch nicht verwerfen brauche, da sie gegenüber anderen Verfahren immer noch den Vorteil biete, die Resorption wenigstens herabzusetzen und außerdem durch die oberflächliche Gerbung wenigstens eine zusätzliche Infektion zu verhindern.

V. Die praktischen Erfolge.

Diese entsprechen in jeder Hinsicht den auf Grund der guten theoretischen Fundierung an sie gestellten hohen Erwartungen. Schon *Davidson* hebt die gute Schmerzstillung, den günstigen Heilverlauf, die gute Narbenbildung und die äußerst geringgradigen Toxämiesymptome hervor. Aber gerade in der Modifikation von *Kraft* treten die praktischen Erfolge, die mit der Gerbsäure zu erzielen sind, besonders deutlich in Erscheinung. Gute Schmerzstillung wegen des kühlenden Liniments, geringste Ruhestörung und Belästigung des Patienten, größte Schmerzlosigkeit der Verbandwechsel und leichte Anwendbarkeit selbst noch an Stellen, wo andere Methoden schlecht durchführbar sind (Gesicht, Genitalien, Analgegend, Schenkelbeugen usw.), das sind gewiß Vorteile, wie man sie in einer Methode vereint, bei anderen Verfahren nur selten findet.

Die zwei Hauptvorteile bestehen jedoch darin, daß infolge der schnellen und prompten Fixierung der Nekrosen die Wundheilung sehr rasch und störungsfrei verläuft und das gefürchtete toxämische Stadium seine Gefahren weitgehend verloren hat. Oder mit anderen Worten: Sowohl die Heilung der Wunden als auch der Krankheitsverlauf sind mit der Tanninbehandlung auf die vollkommenste Weise zu beherrschen.

B. Die Verfahren, welche an der Chirurgischen Klinik zu München geübt werden.

Die Behandlungsverfahren an unserer Klinik kann man ganz allgemein in 2 große grundverschiedene Gruppen einteilen.

I. Eine völlig indifferente Behandlung in der üblichen Weise mit Salben, Pudern und Ölen.

II. Eine zweite Gruppe von mehr oder weniger differenten Methoden, welche das eine gemeinsam haben, daß wir uns dabei des Blattsilbers bedienen. Es sind dies die Bürstung und die Silberfolienbehandlung im engeren Sinn.

Die Unterscheidung von infifferenter und differenter Behandlung stammt von *Hilgenfeldt* und hat sich ergeben aus dem einen Unterschied, der die Brandwunden vor anderen Verletzungen auszeichnet, der Resorption infolge der Auflagerung von totem Gewebe. Daher wird ja bekanntlich unser ganzes therapeutisches Handeln von dem einen Gedanken bestimmt, die Auflösung und Resorption dieser Nekrosen möglichst klein zu halten, oder noch besser, ganz zu verhindern. Diejenigen Methoden, mit denen dies möglich ist, faßt *Hilgenfeldt* als differente zusammen. Es sind dies vor allem zwei: Die chirurgische Entfernung der Nekrosen (Bürstung und Wundexcision) und die Tanninbehandlung, welche wir eben kennengelernt haben.

Trotzdem aber haben die indifferenten Methoden, welche die Resorption nur wenig oder gar nicht beeinflussen können ihre Berechtigung noch nicht ganz verloren. Ihr Indikationsgebiet sind die leichten Fälle 1. und 2. Grades, diejenigen Fälle, bei denen schon mit Salben, Fetten, Pudern, Ölen, feuchten Verbänden, oder sonst irgendeinem der gebräuchlichen „Hausmittel" vorbehandelt wurde, und diejenigen schweren Fälle, bei denen eine abnorme Tiefe oder Ausdehnung der Wunden oder ein Shockzustand ein radikaleres Vorgehen verbietet.

Die Silberfolienbehandlung aber nimmt eine Mittelstellung zwischen diesen beiden Gruppen ein.

Die Bürstung.

Auf einen besonders hohen Stand wurde an unserer Klinik die Bürstung entwickelt. Es ist dies zwar schon eine der älteren Methoden, haben sie doch schon *Thiersch, Sonnenburg, Lejars, Rhein* u. a. angewandt. Auch *Tschmarke* ist in der neueren Zeit wieder besonders dafür eingetreten und seit dem Jahre 1936 wird sie mit sehr gutem Erfolg auch an unserer Klinik regelmäßig und als die Methode der Wahl angewandt. Und zwar nicht nur bei Verbrennungen 3. Grades, sondern auch bei zweitgradigen, besonders wenn sie etwas tiefer reichen.

Die Technik der Methode an unserer Klinik ist folgende: Nach einer Reinigung der Umgebung der Wunden wie zu einer Operation, wird das ganze Wundgebiet mit sterilen Tüchern abgedeckt. Soweit nekrotisches Gewebe der Wunde lockerer aufliegt, wird es entfernt, Blasen werden abgetragen, Hautfetzen abgezogen und weggeschnitten. Sodann wird das nekrotische, an seiner gelbweißen Farbe kenntliche Wundgebiet gebürstet, und zwar so lange, bis es ganz entfernt ist. Dieses ist daran zu erkennen, daß eine geringe capillare Blutung auftritt, welche sich in Form von kleinen Blutpunkten äußert. Bei Stellen 2. Grades und auch ausschließlich zweitgradigen Verbrennungen verfahren wir genau so, nur wird eben hier der Grund der Blasen gebürstet.

Als Werkzeug für diese Prozedur verwenden wir verschiedene Dinge, je nach der Beschaffenheit der Wunde. Handelt es sich um weiche, mehr sulzige Nekrosen, oder um den Grund von Blasen, so genügt eine weiche, kleine Handbürste, ein Mullbausch u. dgl. Sitzen sie dagegen fest der Unterlage auf, und handelt es sich um lederartig derbe und zusammengeschrumpfte Haut, so ist man gezwungen, Knäuel aus Stahldrahtspänen, sog. Drahtwolle oder kleine Stahlbürsten, zu nehmen.

Man bürstet also so lange, bis wieder gesundes, nicht verbranntes Gewebe zum Vorschein kommt. Das Ganze wird dann mit steriler Kochsalzlösung abgespült, mit Silberfolie bedeckt und steril verbunden. Dieser Verband bleibt so lange liegen, bis unter dem Silber die Epithelisierung begonnen hat, d. h. die Wunde bleibt 8—14 Tage lang zunächst unberührt. Manchmal, besonders bei größeren und tieferen Wunden, wenn der Heilverlauf ein ungestörter ist, kann man ruhig noch länger warten.

Die Bürstung wird in der Regel in Narkose durchgeführt. Bei kleinen und seichten Verletzungen kann man statt dessen auch 2 Zentigramm Morphium geben.

Für die Beurteilung der Leistung der Methode ist maßgebend zunächst einmal der Zustand der Wunden (Epithelisierung, Sekretion, Infektion), dann die Zahl der Verbandwechsel, die Notwendigkeit von Analgeticis, das Allgemeinbefinden, die Dauer der Behandlung, das Vorhandensein von pathologischen Harnbestandteilen, vor allem aber die Temperaturkurve und die Höhe des Reststickstoffs im Serum, weil man, wie wir gesehen haben, daraus ganz eindeutig erkennen kann, ob eine Resorption stattfindet oder nicht.

Was die Temperaturkurve anlangt, so ist dabei zu beachten, daß sich eine massive Resorption von nekrotischem Brandwundenmaterial bei einem indifferent behandelten Fall — wo also der Körper die Nekrosen selbst abbauen muß — durch hohe, unregelmäßige Temperaturen in den ersten 7—14 Tagen bis auf 38—39 und 40° äußert. Weiter muß man wissen, daß selbst beim kleinsten chirurgischen Eingriff ein Gewebszerfall eintritt und denaturiertes Eiweiß zur Resorption gelangt *(v. Haberer, Sauerbruch)*, wie es das Auftreten eines „*Volkmann*schen aseptischen Fiebers" und die Rest-N-Erhöhung zeigen. In Anbetracht dieser beiden Tatsachen ist also eine Temperaturkurve, wie sie z. B. in Abb. 9 wiedergegeben ist (hohe Temperaturzacke zur Zeit der Bürstung, Zurückgehen zur Norm, allmählicher Anstieg auf 37,5—38,0° in den ersten 4 Tagen, endgültiger Abfall zwischen 7.—10. Tage), nicht als Minus für die Bürstung zu werten, denn sie zeigt lediglich an, daß durch den Eingriff Gewebe zerstört und, infolge der großen Fläche, aus diesen Trümmern eine, wenn auch geringe, so doch fühlbare Resorption stattfindet. Mit anderen Worten, solch eine Fieberkurve zeigt uns an, daß es uns gelungen ist, aus der großen, schweren Verbrennung

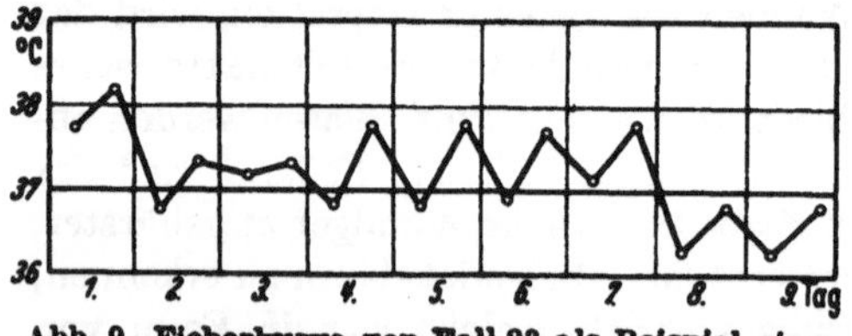

Abb. 9. Fieberkurve von Fall 23 als Beispiel einer regulierten Temperatur.

2. oder 3. Grades, mit ihrer gefährlichen Überschwemmung des Organismus mit Toxinen, eine leichte bis mittelschwere Verbrennung zu machen, welche sich eben durch diese regulierte Temperaturkurve äußert.

Trotzdem aber ist es uns sehr oft gelungen — besonders bei geringerer Ausdehnung der Verbrennung — einen völlig temperaturfreien Verlauf von der ersten bis zur letzten Stunde zu erzielen, wie ich es an den Fällen 56, 20, 27, 52, 24 und 25 zeigen werde. Die Kurve hat bei allen diesen Fällen folgendes charakteristische Aussehen (Abb. 10) und ist allein schon das sichere Zeichen für einen in jeder Hinsicht idealen Erfolg der Bürstung.

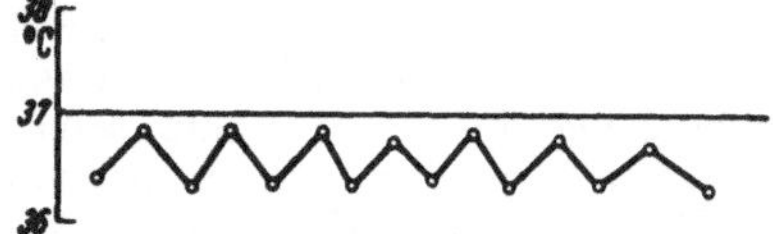

Abb. 10. Ideale Fieberkurve nach Bürstung.

Nicht weniger aufschlußgebend über das Vorhandensein eines pathologischen Eiweißzerfalls ist die Bestimmung des Reststickstoffs. Denn wie wir oben gesehen haben, zeigt er eine Resorption bereits in den ersten 24 Stunden durch eine sehr deutliche Erhöhung auf das Doppelte, nicht selten auf das 3—4fache an.

Von den insgesamt 59 behandelten Verbrennungen haben wir 18 gebürstet. Ich möchte sie im folgenden kurz beschreiben und kritisch beleuchten.

Fall 23, Paul B., 38 Jahre, schwere Verbrühung vorwiegend 3. Grades. Die Beteiligung der einzelnen Grade und deren Verteilung ist folgende: 3. Grad: beide Arme, 1. und 2., vorwiegend aber 2. Grad: Brust, Rücken, Hals und Kinn. Nach *Weidenfeld-Zumbusch* hat diese Verbrennung eine Gesamtausdehnung von 38% der Körperoberfläche, auf den 3. Grad umgerechnet von 23% (= 38/23%). Erster Verbandwechsel am 9. Tage: Verband und Wunden völlig trocken, keine Eiterung, kein Sezernieren der Wunden. Daher werden das Silber und die unteren Mullagen liegen gelassen und nur die oberen Lagen des Verbandes erneuert. Am 13. Tage, bei gutem Allgemeinbefinden, Entlassung des Patienten in ambulante Behandlung. Abnahme des Verbandes am 23. Tage: komplett epidermisiert und völlig geheilt. Wir kamen also mit einem einzigen Verbandwechsel aus und verhielten uns, nachdem einmal gebürstet war, völlig abwartend. Dazu berechtigte uns die Temperaturkurve (s. Abb. 9): am ersten Tage 38,1° wegen der Bürstung, dann aber am 2. Tage Abfall zur Norm, allmähliches Ansteigen bis zum 4. Tage auf 37,7° und schon vom 8. Tage ab wieder eine gleichmäßige Temperatur unter 37,0°. Entsprechend dem guten Zustand der Wunden und dem günstigen Verhalten der Temperatur, sind auch die übrigen Kriterien für die Beurteilung einer Behandlungsart: der Allgemeinzustand und das Befinden vom ersten bis zum letzten Tage stets glänzend, niemals benommen, keine Schmerzen, so daß mit Ausnahme einer einmaligen Gabe von 0,2 Mf bei der Einlieferung kein Analgeticum nötig ist. Patient kann schon am 8. Tage aufstehen. Daß tatsächlich praktisch keine Resorption stattfindet, ist aus einem Rest-N-Werte von 35 mg-% zu ersehen, wenn man eine Schwankung zwischen 19 und 36 mg-% nach *Bang* als physiologische Normalwerte ansieht. Eiweiß und Zucker im Harn sind bei wiederholter, regelmäßiger Untersuchung nie nachweisbar.

Fast noch frappanter ist der Erfolg bei *Fall 16,* Franz G., 44 Jahre, der allerdings etwas kleiner in der Ausdehnung ist. Es handelt sich um eine Flammenverletzung überwiegend 3. Grades. Drittgradig sind verbrannt: Nacken, beide

Ohren und ganzer Schultergürtel, zweitgradig: ein Vorderarm. Zahlenmäßig ausgedrückt also 10/7%. Ergebnis: Nur ein Verbandwechsel am 7. Tage, Wunden in tadellosem Zustand und völlig trocken. Besonders die zahlreichen fünfmarkstück- bis handtellergroßen Ulcera am Nacken, Rücken und den Schulterblättern überraschen durch ihr sauberes, trockenes Aussehen. Ein paar ganz dünne, schorfartige Nekrosen, die mehr aus Blut — von der Bürstung herrührend — denn aus toter Haut bestehen, haben sich bereits demarkiert und sind mit dem sie bedeckenden Silber als völlig trockene Schuppen und Bröckel abhebbar. Jegliche Spur einer fauligen Zersetzung oder Eiterung wird daher vermißt. Wo das Silber mit dem Verband entfernt wurde, sieht man schöne Granulationen, welche vom Rande her von einer zarten helleren Epidermis rasenförmig überwuchert werden. Am 10. Tage ist die Epithelisierung völlig abgeschlossen; es ist nur noch ein Schutzverband nötig. Am 15. Tage Entlassung. Schmerzmittel sind nur bei der Einlieferung und bei der Bürstung selbst erforderlich. Wie gut die Verhütung der Resorption auch hier gelungen ist, zeigt wiederum die Temperaturkurve und die Rest-N-Bestimmung: Eine gut regulierte Fieberkurve (1. und 2. Tag: 37,5°, 3. und 4. Tag: 37,0°, 5.—15. Tag: dauernd gleichmäßig unter 37,0°) und Rest-N-Werte von 34 mg-% am 1. und 24 mg-% am 3. Tage deuten darauf hin, daß von einer Überschwemmung durch Toxine sicher keine Rede sein kann. Wie nicht anders zu erwarten, bei dem geschilderten günstigen Verlauf, haben sämtliche 6 Urinuntersuchungen auf Eiweiß ein negatives Ergebnis. Zucker ist dagegen am 1. und 2. Tage vorhanden.

Beim *Fall 56,* Georg H., 38 Jahre, handelt es sich um eine Teerverbrennung eines Vorderarmes und einer Hand. Die gesamte verbrannte Fläche ist nur etwa $^1/_4$—$^1/_5$ derjenigen der beiden ersten Fälle, nämlich 3%. Die Verletzung ist aber fast ausschließlich 3. Grades (3/2,5%). Was diesen Fall besonders auszeichnet, ist eine sehr ideale Temperaturkurve, welche sich während des ganzen Verlaufs mit großer Regelmäßigkeit und ganz geringen Tagesschwankungen stets unter 37,0° bewegt (s. Abb. 10). Bereits am 6. Tage kann Patient aufstehen. Beim 1. Verbandwechsel, am 9. Tage, bieten die Wunden das gewohnte gute Bild und Patient hätte in ein paar Tagen entlassen werden können, wenn nicht am 14. Tage unter dem Verband nochmals neue Nekrosen entstanden wären. Es kann natürlich nach dieser Zeit nicht mehr gebürstet werden, da man ja die jungen Granulationen und die frische Epidermis aufgerissen und außerdem Bakterien in die Wunden hineingebürstet hätte. Wir sind daher gezwungen mit Salben weiterzubehandeln, was indes den günstigen Verlauf und die Temperaturkurve nicht wesentlich beeinflussen kann. Lediglich die Entlassung verzögert sich dadurch bis zum 36. Tage. Wie oben, so werden auch hier selbstverständlich pathologische Rest-N-Werte und Harnbefunde nicht festgestellt. Beim Vergleich dieses letzten Falles mit den beiden ersten fällt als einziger Unterschied die kleine Temperaturerhöhung über 37° auf, welche man sich offenbar durch die größere Flächenausdehnung der beiden zuerst beschriebenen Fälle erklären muß.

Fall 40, Anton G., 36 Jahre, Verbrennung beider Fußrücken durch flüssigen Rotguß mit folgendem Befund: Inmitten einer derben, graugelb verfärbten, nekrotischen Haut, befinden sich neben einer Reihe von teils geschlossenen, teils ausgelaufenen Blasen je eine handteller- und handflächengroße und mehrere pfenniggroße Brandwunden 3. Grades. Nach *Weidenfeld-Zumbusch* etwa 5/3%. Bürstung mit Drahtbürste. Die Wunden, welche am 4. und 11. Tage revidiert werden, befinden sich von Anfang an in einem tadellos trockenen Zustand. Die Kurve, welche in den ersten 3 Tagen noch zwischen 37,0 und 37,6° schwankt, zeigt vom 4. Tage ab bis zur Entlassung am 19. Tag einen völlig gleichmäßigen und störungsfreien Verlauf um 37,5°. In der ganzen Zeit sind bei dem glänzenden Allgemeinbefinden Schmerzmittel nicht erforderlich. Schon am 5. Tage kann Patient das Bett verlassen. Eiweiß und Zucker im Harn stets negativ, Rest-N nicht bestimmt.

Während die 4 in dieser Gruppe zusammengeschlossenen Fälle das eine gemeinsam haben, daß der Anteil des 3. Grades, auf die gesamte verbrannte Fläche bezogen, sehr beträchtlich ist und — wenn man den 2. Grad dazu noch umrechnet — bedeutend mehr als die Hälfte derselben ausmacht (38/23%, 10/7%, 3/2,5% und 5/3%), habe ich in der jetzt zu beschreibenden Gruppe 3 Fälle zusammengefaßt, wo 2. und 3. Grad sich etwa die Waage halten.

Den *Fall 29,* Adelheid T., 65 Jahre, möchte ich, weil hier der Unterschied zwischen Bürstung und indifferenter Behandlung besonders gut zu erkennen ist, zusammen mit *Fall 28,* Andreas E., 36 Jahre, beschreiben. Beide befinden sich zur gleichen Zeit in unserer stationären Behandlung und, was den Vergleich besonders wertvoll macht, ist, daß bei beiden zufällig genau die gleichen Körperteile in gleicher Ausdehnung und in gleichem Grade verbrannt sind. Fall 29 wird gebürstet, Fall 28 aber, um eine besonders gute Vergleichsmöglichkeit zu haben, indifferent, d. h. mit Salbe und Puder, nach den Grundsätzen wie sie an unserer Klinik für die Wundbehandlung allgemein gelten, behandelt.

Dabei wird für die Bürstung der in bezug auf die Schwere der Verletzung eher etwas ungünstigere Fall 29 gewählt, bei welchem das Ausmaß der Verbrennung eine Spur größer ist als bei dem indifferent behandelten Fall 28. Letzterem kommt außerdem noch der Vorteil der größeren Widerstandskraft zugute, welche bei dem gewaltigen Altersunterschied von 36 zu 65 Jahren gerade bei Verbrennungen erfahrungsgemäß oft von ausschlagebender Bedeutung sein kann. Bei beiden Fällen sind beide Hände und das Gesicht in gleichem Ausmaß zweit- und drittgradig verbrannt, bei Fall 29 aber, den wir bürsteten, sind außerdem noch beide Unterarme je zur Hälfte drittgradig verbrannt. Die Ausdehnung der gesamten verbrannten Haut beträgt also für Fall 28 6/3%, für Fall 29 10/4%. Schließlich wird Fall 29 noch dadurch belastet, daß es sich dabei um sehr tiefe Nekrosen und um große Blasenbildungen mit teilweise grauem, nekrotischem Grund handelt. Während also, wie wir sehen, sämtliche ungünstigen Voraussetzungen in diesem einen Fall vereinigt sind, so ist trotzdem der Erfolg in jeder Beziehung eindeutig auf Seiten der Bürstung.

Denn während 28 mit einem ansteigenden Fieber beginnt und am 7. Tage bereits bei 38,5° angelangt ist, besteht bei 29 in der gleichen Zeit dauernd eine gleichmäßige Temperatur bis 37,3°, welche vom 8. Tage ab noch weiter heruntergeht und als Continua gleichmäßig zwischen 36,2 und 36,8° verläuft. Bei 28 kommt nach einer Woche noch ein Erysipel dazu und unter großen Schwankungen und Remissionen steigt die Temperatur auf 39,3 und 40,0° und hält sich auf dieser Höhe bis zum 14. Tage. Da, wie mir scheint, der ganze gewaltige Unterschied der beiden Behandlungsarten in den Temperaturkurven hier besonders deutlich zum Ausdruck kommt, habe ich sie in Abb. 11 wiedergegeben.

Das Allgemeinbefinden läßt bei 28 infolge der dauernd vorhandenen starken Schmerzen sehr zu wünschen übrig und der Verbrauch an Opiaten ist daher ein sehr großer, während auf der anderen Seite fast völlige Schmerzfreiheit besteht und man überhaupt nicht den Eindruck hat, eine Kranke vor sich zu haben.

Der gleiche Unterschied ist auch im Zustand der Wunden zu erkennen: Hier starke Sekretion, Eiterung, Borkenbildung, faulige Zersetzung, tägliche Verbandwechsel usw., dort aber ein komplikationsloser, ungestörter Heilungsverlauf ohne Sekretion und ohne Eiterung der Wunden. Fall 29 kann nach 7 Tagen bereits aufstehen und verläßt am 21. Tage die Klinik, während Fall 28 25 Tage liegen muß und erst am 29. entlassen werden kann.

Der Vergleich dieser beiden Fälle sagt uns kurz das eine: Bei der Bürstung bestimmen wir mit unserem Handeln den Heilungsverlauf,

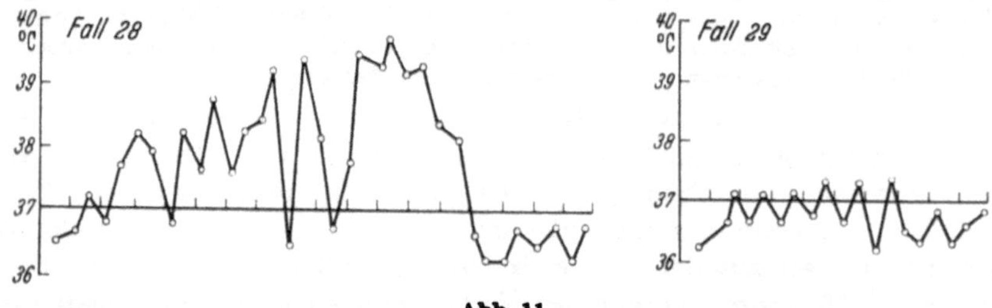

Abb. 11.

während bei der indifferenten Behandlung der Heilungsverlauf unser Handeln bestimmt und wir so lange warten und zusehen müssen, bis die Verbrennung von alleine heilt.

Die 2 letzten Fälle dieser Gruppe sind ebenfalls zweit- und drittgradige Verbrennungen. Der etwas schwerere *Fall 27,* Paul Sch., 36 Jahre, ist in einer Ausdehnung von 4/3%, also mit großer Beteiligung des 3. Grades, verbrannt, während es sich bei

Fall 20, Ernst B., 28 Jahre, um eine Verbrühung von Vorderarm und Handrücken handelt, wobei auf den zweitgradig verbrannten Vorderarm ohne Handrücken etwa 3%, auf den drittgradig verbrannten Handrücken 1% entfallen und die Gesamtausdehnung somit auf etwa 4/2% zu veranschlagen wäre. Bei dem schweren Fall 27 sind ebenfalls Vorderarm und Hand betroffen. Er unterscheidet sich von der seichteren Verbrühung durch eine ausgedehnte, tiefreichende, von dicken Nekrosen bedeckten Wunde an der Beugeseite des Vorderarmes und weiteren Partien 3. Grades auf den Streckseiten von Hand und Unterarm. Während beim leichteren Fall nach 7 Tagen schon, beim 1. und einzigen Verbandwechsel, die Wunden bis auf einige pfennigstückgroße Stellen glatt epidermisiert sind und die Heilung nach weiteren 3 Tagen völlig abgeschlossen ist, wird beim schwereren Fall der Verband 14 Tage liegen gelassen. Nach dieser Zeit ist die Wundfläche fast in ganzer Ausdehnung glatt zugeheilt. Nur an der Beugeseite des Vorderarmes, wo die tiefen Nekrosen saßen, zieht noch ein schmaler, nässender Streifen vom Handgelenk zur Ellenbeuge. Nachdem hier neues Silber aufgelegt wird, ist nach einer weiteren Woche auch dieser Rest epidermisiert. Fall 27 wird am 16., Fall 20 am 7. Tage entlassen. Einen idealen Verlauf hat bei beiden Fällen die Temperaturkurve (s. Abb. 10). Vom ersten bis zum letzten Tag verläuft sie stets gleichmäßig unter 37,0°; bei Fall 27 nur ist sie am 3., 4. und 5. Tage von einer Zacke bis 38,0°, welche von einer interkurrenten Angina herrührt, unterbrochen. Der Rest-N beträgt bei 27 33 mg-%, während bei 20 eine Bestimmung nicht für notwendig befunden wird. Eiweiß und Zucker im Harn, worauf öfters untersucht wird, sind nie nachweisbar. Bei beiden Fällen kommen wir also mit einem einzigen Verbandwechsel aus. Die Abnahme des Verbandes erfolgt nach der Entlassung am 21. bzw. 10. Tage.

Will man ein abschließendes Gesamturteil über die Leistung der Bürstung bei den bisher beschriebenen Fällen abgeben, so muß das Ergebnis, ganz kurz zusammengefaßt, lauten: Störungsfreie und rasche Wundheilung, keine Resorption, kein Plasmaverlust, keine Infektion, keine Schmerzen, nur ein Verbandwechsel, fieberfreier Verlauf und frühzeitige Entlassung. Was soll man von einer Behandlung noch verlangen? Ohne Überheblichkeit kann man wohl behaupten: Welche Anforderungen man an eine differente Methode auch stellen mag, die Bürstung hat sie hier auf der ganzen Linie erfüllt.

Ist die Leistung bei drittgradigen Verbrennungen schon derart überzeugend, so ist es selbstverständlich, daß wir die Verbrennung 2. Grades damit spielend beherrschen können. Das sollen uns die 4 jetzt zu beschreibenden Fälle beweisen.

Fall 52, Josef B., 25 Jahre, tiefreichende Verbrühung 2. Grades mit sehr großen Blasen am Kinn, Mundboden und vorderem Umfang des Halses, auf der Brust und der ganzen Streckseite eines Armes. Entspricht einer Gesamtausdehnung von 12% der Körperoberfläche, auf den 3. Grad bezogen von 4%.

Ergebnis: Ideale Temperaturkurve nach Art der Abb. 10 mit einer gleichmäßigen Tagesschwankung von 0,6°, am 3. Tag erster Verbandwechsel: Sämtliche Wunden trocken, Hals schon komplett epidermisiert! Am 8. Tage Entlassung, alles geheilt. Verläßt am 3. Tage das Bett.

Fall 30, Anna N., 51 Jahre, Verbrühung durch heißes Wasser, bzw. Wasserdampf mit folgendem Befund: Zweitgradige Verbrennung eines Oberarmes, zweit-(teilweise sogar dritt-) gradige Verbrennung von Hals, Brust und ganzer Beugeseite des anderen Armes und erstgradige Verbrennung des Gesichtes. Zahlenmäßig ausgedrückt etwa 18/6%. Die Nekrosen werden abgetragen und gebürstet, desgleichen die größeren und tieferreichenden Blasen mit nekrotischem Grund. Bei den seichteren Blasen wird der Grund, ohne Bürstung, einfach mit Silber bedeckt. Der Verlauf ist auch hier, wie bei den bisherigen Fällen, ein Beweis für die Überlegenheit der Methode. Wenn auch durch den Umstand, daß ja nicht alle Stellen gebürstet werden, die Wunden anfangs ein wenig sezernieren und, nach einem Anstieg auf 37,6° am 2. Tage, die Temperaturkurve auch fernerhin dauernd etwas über 37° erhöht bleibt, so ist doch auch dieser Fall durch einen völlig komplikationslosen Verlauf und ein sehr gutes Allgemeinbefinden ausgezeichnet. Bei völlig schmerzfreiem Verlauf kann Patientin am 16. Tage aufstehen und wird nach weiteren 3 Tagen entlassen. Der erste Verbandwechsel erfolgt erst am 11. Tage, wobei die Wunden eine sehr gute Heilungstendenz zeigen. Eiweiß und Zucker werden nicht gefunden (nur einmal bestimmt), Rest-N nicht bestimmt.

Ein ebenso überzeugender Erfolg ist auch *Fall 24,* Walburga G., 46 Jahre. Es handelt sich um 2 handflächengroße, etwas tiefere Verbrühungen 2. Grades an beiden Ellbogen mit einer Ausdehnung von etwa 3—6%. Das Ergebnis ist kurz folgendes: Verlauf der Temperaturkurve genau wie in Abb. 10 wiedergegeben, Rest-N 28 mg-%, Wunden trocken, gute Heilungstendenz, Allgemeinbefinden stets vorzüglich, kann am 6. Tage aufstehen und nach weiteren 3 Tagen die Klinik verlassen.

Der etwa gleichschwere *Fall 25,* Leopold D., 55 Jahre, führt uns in besonders instruktiver Weise die Vortrefflichkeit der Methode vor Augen. Patient verläßt nämlich — auf eigene Verantwortung — schon 3 Tage nach der Verletzung das Krankenhaus, da er infolge des guten Allgemeinbefindens und vor allem der sofort nach der Bürstung und Silberauflegung einsetzenden Schmerzfreiheit, in keiner Weise mehr das Gefühl hat krank zu sein. Vereinbarungsgemäß stellt er sich am 10. Tage nochmals vor, um den Verband erneuern zu lassen. Ergebnis: Die Wunden sind vollständig abgeheilt, so daß ein weiterer Verband gar nicht mehr notwendig ist. Die Temperatur auch hier wieder unter 37,0° (Abb. 10), Rest-N 32 mg-%. Dabei handelt es sich um eine tiefe Flammenverletzung 2. Grades der ganzen Hand mit einer anschließenden, 10 cm breiten, manschettenförmigen Zone am Vorderarm. Das Gesicht ist dazu noch erstgradig verbrannt. Erwähnen muß ich noch, daß bei den zuletzt beschriebenen 3 Fällen pathologische Urinbefunde nicht vorhanden sind und daß wir auch vollständig ohne schmerzstillende Mittel, besonders ohne Mf, ausgekommen sind.

Damit findet eine Serie von 11 Fällen ihren Abschluß. Bei ihnen allen ist das Ergebnis, das wir mit der Bürstung erzielt haben, in einer Weise ausgefallen, daß es sich wohl erübrigt, den bloßen Tatsachen noch irgendetwas hinzuzufügen.

Auf eine Voraussetzung nur, die für dieses gute Gelingen der Bürstung unbedingt erforderlich ist, möchte ich nochmals hinweisen: Es muß unter allen Umständen tief genug gebürstet werden, bis eine capillare Blutung eintritt, denn nur dann ist die sichere Gewähr dafür gegeben, daß wirklich alles Nekrotische entfernt ist. Ist bei einem gebürsteten Fall trotz genauer Beachtung der Indikationsstellung und einwandfreier Asepsis, der Erfolg nicht in allen Punkten so schlagend wie bei den bisher beschriebenen Fällen, so wurde bestimmt der Fehler gemacht, daß zu seicht gebürstet worden ist. Das braucht sich zunächst nur an dem Auftreten eines niedrigen Resorptionsfiebers zu äußern, welches der beste Maßstab dafür ist.

Als Beweis dafür möchte ich *Fall 42,* Elisabeth K., anführen. Er ist zugleich der erste einer Serie von 7 Fällen, an Hand deren ich die Schwächen und Nachteile der Bürstung kurz beleuchten möchte. Die 23 jährige Patientin hat sich eine Verbrühung 1., 3., vor allem aber 2. Grades dadurch zugezogen, daß sie rücklings in einen großen Topf kochender Suppe fiel. Es sind besonders betroffen: beide Gesäßhälften und Hüften mit den anschließenden oberen Hälften der Oberschenkel. Am Rücken sind noch einzelne fünfmarkstückgroße verbrannte Stellen. Nur vereinzelt finden sich erst- und drittgradige Partien. Die Gesamtausdehnung ist zahlenmäßig ausgedrückt etwa 16/8%. Während nun, wie gewohnt nach der Bürstung ein glatter, guter Verlauf zu erwarten ist, bleibt hier der erhoffte Erfolg aus: In den ersten 3 Tagen erfolgt ein rascher Temperaturanstieg bis auf 38,0°, welcher in ein typisches *Volkmann*sches aseptisches Fieber (37,2—37,6°) übergeht. Am 8. Tage sind wieder normale Werte erreicht, doch bietet die Kurve bis zum 14. Tage immer noch ein sehr inkonstantes Bild. Ein sicherer Beweis dafür, daß also trotzdem eine Resorption aus den Brandwunden stattgefunden hat. Der Verband wird am 3. Tage nachgesehen und es zeigt sich, daß offenbar an mehreren Stellen zu seicht gebürstet worden ist, denn das Wundgebiet ist, allerdings nur in dünner Schicht, schmierig belegt und die unteren Lagen des Verbandes sind von Sekret durchtränkt. An diesen Stellen sind Spuren von nekrotischem Gewebe zurückgeblieben, welche jetzt in Auflösung begriffen sind und für den nicht ganz einwandfreien Krankheitsverlauf verantwortlich zu machen sind. Andererseits ist aber diese Störung nicht so groß, daß deswegen pathologische Harnbefunde auftreten. Der Rest-N wird hier leider nicht bestimmt. Die Patientin wird mit Salbe und Puder weiter behandelt und kann daher erst am 34. Tage entlassen werden, was gegenüber den einwandfrei gelungenen, gleich großen Fällen 2. Grades ein 2—3mal so langes Krankenlager bedeutet (Fall 30: 18%, 19 Tage, Fall 52: 12%, 8 Tage, Fall 25: 6%, 3 Tage).

Wie alle anderen Behandlungsverfahren, so hat natürlich auch die Bürstung ihre Schwächen und Nachteile. Ich möchte zunächst die schwerwiegendsten an Hand dreier Beispiele besprechen.

Fall 50, Hans R., 20 Jahre. Bei einer Pulverexplosion fingen die Kleider Feuer. Wurde erst nach einigen Stunden in schwerverletztem Zustand, völlig kollabiert mit folgendem Befund eingeliefert: Ausgedehnte zweitgradige Verbrennung mit Blasenbildungen der linken Gesichtshälfte, des Halses, der Beugeseite des linken Ober- und Unterarmes, des Handrückens und des ganzen linken Beines = 23%. Drittgradige Stellen finden sich in Handflächengröße an der Innenseite des rechten Oberschenkels, in Handtellergröße an der Innenseite des linken Oberarmes, der Achselhöhle und der Ellenbeuge = etwa 3%. Die gesamte verbrannte Fläche beträgt also 26% der Körperoberfläche, auf den 3. Grad bezogen 11%. Die Wunden werden wie üblich gebürstet, mit Silber bedeckt und verbunden. Die Allgemeinbehandlung wird dabei nicht vergessen: Mit großen Dauerinfusionen und den üblichen Kreislaufmitteln wird versucht, den Shock und die auch späterhin noch bestehende Kreislaufschwäche zu bekämpfen, die Kochsalzverarmung wird gleichzeitig berücksichtigt und daß die Schmerzbekämpfung bei dieser schweren Verbrennung eine wichtige Rolle spielt, ist selbstverständlich.

Es bestehen aber vom 1. Tage ab hohe Temperaturen mit unregelmäßigen Stürzen und Anstiegen bis auf 38,0°. Da das Fieber weiterhin steigt, bis auf 38,7°, wird am 7. Tage der erste Verbandwechsel vorgenommen. Dabei bieten die Wunden ein äußerst unerfreuliches Bild, nämlich das einer ausgedehnten Wundinfektion. Die Silberfolien sind größtenteils abgehoben und schwimmen in einer aus Sekret und Eiter bestehenden sehr üblen Schmiere. Die Stellen 2. Grades müssen daher mit Salbe weiter behandelt werden, während man bei den Nekrosen versucht, mit einer neuen Versilberung weiterzukommen. Der Kreislauf liegt zu dieser Zeit sehr stark darnieder. Bis zum 14. Tage bleibt dieser bedrohliche Zustand bestehen. Erst von diesem Zeitpunkt ab gehen Puls und Temperatur herunter und nehmen einen regelmäßigen Verlauf an. Der Verband muß jedoch jeden 2. Tag erneuert werden, worauf sich die Wunden 2. Grades allmählich reinigen. Am 30. Tage erst sind dieselben geheilt, während die Drittgradigen, bei denen wir inzwischen auch zur Salbenbehandlung übergehen müssen, sich jetzt ebenfalls zu reinigen beginnen. Es vergehen aber nochmals 4 Wochen, bis sich alle Nekrosen abgestoßen haben. Infolge des langen Krankenlagers und der schweren Eiterungen ist aber, wie sich bald herausstellt, die Überhäutungstendenz der schlaffen Granulationen eine sehr schlechte. Daher wird in der 10. Woche eine Epidermistransplantation nach *Thiersch* und, da dieselbe keine Ausbreitungstendenz besitzt, in der 16. Woche eine Reverdinplastik vorgenommen. Auch davon gehen auf dem schlechten Boden nur etwa 40% an. Die Wunden und Verbände sind aber weiterhin eitrig-serös durchtränkt. In der 20. erst sind, mit Ausnahme der Stellen am Oberschenkel, die großen Granulationsflächen überhäutet. Es macht sich aber bereits eine sehr häßliche Kelloidbildung bemerkbar. Patient macht den ersten Versuch aufzustehen. Er hinkt mit dem rechten Bein, obwohl schon seit 8 Wochen massiert wird. Außerdem stellen sich in der Peripherie des rechten Beines Zirkulationsstörungen ein, welche wir auf die tiefe Verbrennung am Oberschenkel mit der dadurch verbundenen Unterbrechung der Lymphbahnen zurückführen. Eine Erscheinung, welche auch *Tschmarke* bei der Bürstung öfters gesehen hat. Die Überhäutung ist Ende der 22. Woche endlich abgeschlossen. Patient muß aber noch eine weitere Woche bleiben, bis die Zirkulationsstörungen einigermaßen behoben sind. Somit beträgt die Gesamtbehandlungsdauer 160 Tage, während der etwa gleichschwere Fall 23 mit einer Ausdehnung von 38/23% und genau der gleichen Behandlung, bereits nach 13 Tagen geheilt entlassen worden ist.

Die Ursache für diesen so ganz anderen Verlauf ist natürlich die Wundinfektion. Es ist bestimmt ein schwerer Nachteil der Bürstung, daß sie offenbar die Wundinfektion nicht in allen Fällen und mit absoluter Sicherheit verhindern kann. Aber es gibt eben überhaupt keine Methode,

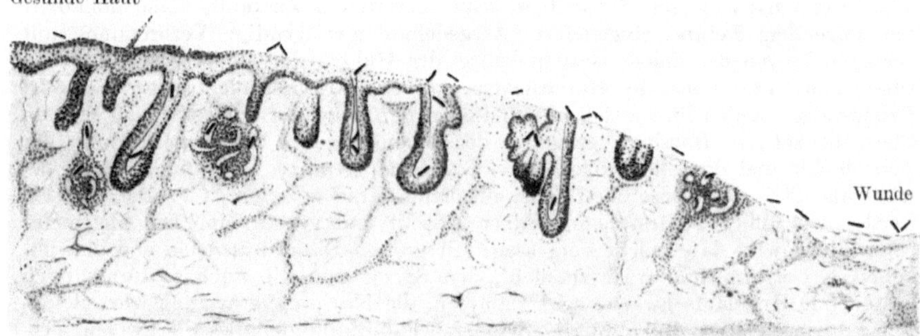

Abb. 12.

welche dieses vermag. Denn auch unter den Tanninschorfen kommt es manchmal zu einer Infektion! Bei allen übrigen Methoden natürlich erst recht. Im übrigen glaube ich bestimmt, daß dieser Fall schon von vornherein für eine Wundinfektion besonders disponiert ist, da einmal schon eine sehr lange Zeit zwischen Verletzung und Bürstung verstrichen ist und außerdem die Verbrennung aus sehr vielen Einzelwunden mit dementsprechend vielen Randgebieten besteht. Dazu ist zu sagen: Die Gefahr der Wundinfektion wird bei der Bürstung immer besonders zu befürchten sein, da auch mit noch so guten Desinfizientien die Wunden und deren Umgebung niemals völlig keimfrei zu bekommen sind und bei einer 10—20 Min. dauernden Bürstung in einem frischen Wundgebiet die Möglichkeit, daß Erreger in die geöffneten Lymphspalten hineingebürstet werden, ohne Zweifel sehr groß ist. In besonderem Maße gilt dies für die Randgebiete, wo gesunde und nekrotische Haut ineinander übergehen, wodurch stets die Möglichkeit gegeben ist, aus den „angeschnittenen" Haarbälgen und Drüsengängen der gesunden Haut, in deren Tiefe auch bei gründlichster Desinfektion bekanntlich immer noch Erreger verborgen sind, dieselben mit jedem Bürstenstrich in die Wunde hineinzutragen, wie es Abb. 12 wiedergeben soll.

Deshalb ist es auch verständlich, warum unser Fall, mit seinen zahlreichen multilokulären Wunden, schon von vorneherein für eine Wundinfektion die besten Voraussetzungen bietet.

Ähnlich liegen die Verhältnisse bei *Fall 51*, Georg R., 62 Jahre. Es ist dies der zweite unter unseren 18 gebürsteten Fällen, bei welchem es zu einer Wundinfektion kommt. Es handelt sich bei ihm um eine Verbrennung beider Füße durch flüssiges Eisen. An der rechten Fußsohle befinden sich 3 fünfmarkstückgroße tiefe Brandwunden, am rechten Fußrücken und an den Zehen sind noch einzelne zweit- und drittgradige Verbrennungen von insgesamt Handflächengröße. Am linken Fußrücken ist noch eine handflächengroße zweit- und drittgradige Verbrennung und schließlich sind noch beide Unterschenkel je zur unteren Hälfte erst- und zweitgradig verbrannt. Es wird auch hier, und zwar in Spinalanästhesie gebürstet. Aber es stellt sich dabei bald heraus, daß subcutanes Gewebe in dicker Schicht mitbetroffen ist. Es ist daher unmöglich, wie es eigentlich gefordert werden muß, wirklich alles Nekrotische durch Bürsten zu entfernen, da sonst stellenweise die Sehnen und Bänder zum Vorschein kommen würden. Mit anderen Worten, die Bürstung kann nur unvollkommen durchgeführt werden, womit ein Hauptvorteil derselben, die radikale Entziehung der Lebensmöglichkeiten für die Bakterien, illusorisch wird. In dem ohnedies durch Bakterien sehr stark gefährdeten Wundgebiet an den Füßen muß also auch noch totes Gewebe zurückgelassen werden. Andererseits aber liegen zwischen diesen tiefen, zurückgebliebenen Nekrosen wieder seichtere Stellen mit durch die Bürstung weitgeöffneten Lymphspalten, so daß also der Infektion in jeder Beziehung Tür und Tor geöffnet ist. Und so ist es eigentlich auch nicht verwunderlich, daß der Verlauf ein schlechter ist.

Da die Nervenendigungen zum großen Teil gar nicht von Silberfolien bedeckt sind, bestehen nach wie vor sehr heftige Schmerzen, der Verbrauch an Opiaten ist daher, besonders in den ersten 3 Tagen, ziemlich groß und die Temperaturkurve allein genügt schon zu erkennen, daß tatsächlich eine massive Resorption von Bakterientoxinen und Eiweißabbauprodukten eingesetzt hat (ab 3. Tag: 38,3 bis 39,0°, 14.—17. Tag bis 39,3°, ab 21. Tag Zacken bis 39,6°). Die Wunden bieten natürlich das entsprechende Bild: Die vielen Nekrosen sind in Auflösung und Zersetzung begriffen und ein dünner, seröser Eiter bedeckt das Wundgebiet, so daß gleich beim ersten Verbandwechsel der Übergang zur Salbenbehandlung erforderlich wird. Als in den letzten Tagen noch ein Erysipel hinzukommt, tritt 25 Tage nach der Verbrennung in benommenem Zustand der Tod ein. Eiweiß im Urin wird erst am letzten Tage positiv, Zucker ist stets negativ, Rest-N nicht bestimmt. Die Sektionsdiagnose lautet: starke Kachexie, Pleuritis, Lungenödem, infizierte Infarkte, Lipoidschwund der Nebennieren, Soor der Speiseröhre, Todesursache: Kachexie und Kreislaufschwäche infolge der Pneumonie.

Bei unserem schwersten *Fall 32*, Ernst M., 13 Jahre, ist der letale Ausgang ebenfalls schon vorauszusehen, weil bei einer Verbrennung, wo über die Hälfte der Hautoberfläche geschädigt ist, bekanntlich ein Leben unmöglich ist und die starke Benommenheit, der unstillbare Durst und der schwere Shockzustand ebenfalls als prognostisch schlechte Zeichen zu werten sind. Es handelt sich um eine Verbrennung, welche durch Berührung mit der Starkstromleitung zustande gekommen ist, mit einer lederharten, drittgradig verbrannten, zusammenhängenden Hautplatte, welche sich von der rechten Wange und Ohrmuschel über die rechte Halsseite, Schulter und den ganzen Oberarm bis zum Ellbogen erstreckt, einem ebensolchen 5 cm breiten Ring um die rechte Handgelenkgegend, 2 handflächengroßen verkohlten Partien auf der Brust und einem 2mal handflächengroßen ebensolchen Streifen am Rücken. Im übrigen ist die ganze rechte Körperseite vom Kopf bis zu den Füßen und die Innenseite des linken Beines zweitgradig verbrannt. Die lederartigen, äußerst derben Partien 3. Grades können natürlich nicht gebürstet werden; sie sind auch viel zu tief. Um eine Entspannung herbeizuführen und eventuell dadurch ausgelösten Stauungen vorzubeugen, werden lediglich tiefe Inzisionen angebracht. Hingegen werden die großen Wunden 2. Grades in Äthernarkose gebürstet. In Anbetracht des hohen Pulses von 134, welcher der niedrigen Temperatur von 37,1° in keiner Weise entspricht, und welcher kaum zu fühlen ist, und der beträchtlichen Bluteindickung von 6,4 Mill. Erys, 128% Hgb. und 22200 Leukos, wird sofort eine große Dauerinfusion von 600 ccm einer 5%igen Traubenzuckerlösung vorgenommen. Im übrigen versuchen wir durch eine reichliche perorale Flüssigkeitszufuhr und die üblichen Analepticis den schweren Kollaps zu bekämpfen. Aber schon 45 Stunden nach der Verbrennung tritt, unter den Erscheinungen der akuten Kreislaufinsuffizienz, der Exitus ein.

Die Erklärung für diesen ungünstigen Ausgang ist zweifelsohne in dem toxämischen Shock zu suchen. Damit wird zugegeben, daß bei solchen ganz großen, flächenhaften Verbrennungen die Bürstung doch nicht imstande ist, die Resorption in ausreichendem Maße zu verhindern.

Die Ursachen hierfür sind meines Erachtens in folgendem zu erblicken:

1. Auch bei noch so sorgfältiger Bürstung werden Spuren von totem Gewebe zurückbleiben, die bei kleinen und mittleren Flächen nichts zu besagen haben, sich aber hier infolge der enormen Ausdehnung derart summieren, daß sie doch eine Rolle spielen können. Das wäre bei der Tanninbehandlung undenkbar, weil hier alles was nekrotisch ist, automatisch von der Gerbwirkung erfaßt und somit unschädlich gemacht wird.

2. Es ist denkbar, daß man infolge der großen Ausdehnung versucht ist, nur die tieferen nekrotischen Stellen gründlich zu bürsten, seichtere Wunden — insbesondere 2. Grades — hingegen nicht so intensiv zu behandeln, um die etwas brutal aussehende Prozedur ein wenig abzukürzen und die Insultierung dem shockierten Patienten möglichst klein zu gestalten; ein Nachteil, der bei der Tanninbehandlung ebenfalls wegfällt.

Schließlich muß man in diesem Falle noch einen Einwand gegen die Bürstung erheben, nämlich den, daß die Narkose sowohl als vor allem die Prozedur der Bürstung selbst, Eingriffe bedeuten, die für einen Shockzustand nicht gleichgültig sind. Es ist der Verdacht nicht von der Hand zu weisen, daß die Bürstung hier sogar verschlimmernd auf den Zustand eingewirkt hat.

Im übrigen wäre die derbe drittgradige Hautpartie, an die wir uns mit der Bürstung gar nicht mehr heranwagen konnten, mit der Gerbung immerhin noch besser zu beeinflussen gewesen als so.

Angesichts all dieser Einwände und der Tatsache, daß der Erfolg auch bei der anderen großen Verbrennung (50) nicht gut ausgefallen ist, müssen wir zugeben, daß der Bürstung bei Verbrennungen mit sehr großer Ausdehnung angewandt, Nachteile anhaften, welche die Gerbsäurebehandlung nicht besitzt.

Noch eine Schwäche, welche die Bürstung gegenüber der Tanninbehandlung besitzt, möchte ich schließlich erwähnen. Und zwar spielt dabei die oben näher beschriebene Erscheinung eine Rolle, daß Verbrennungen manchmal erst nach ein paar Tagen ihren wahren Charakter in bezug auf Ausdehnung und Grad der Verletzung zeigen, d. h. daß nachträglich aus einer Verbrennung scheinbar 1. Grades eine solche 2. und aus einer scheinbar zweitgradigen eine solche 3. Grades entsteht; zu einer Zeit also, wo die Wunden schon längst gebürstet, mit Silber bedeckt und verbunden worden sind. Das muß sich natürlich sofort im ganzen Krankheitsverlauf unangenehm bemerkbar machen. Das Allgemeinbefinden wird plötzlich schlechter, Schmerzen treten auf und die bisher einwandfreie Temperaturkurve ist mit ein paar unregelmäßigen Zacken plötzlich auf 38, um als aseptisches Fieber ihren weiteren Fortgang zu nehmen. Wenn wir auch sofort die Wunden nachsehen, so ist es doch in den seltensten Fällen möglich, nochmals zu bürsten; man ist meist gezwungen mit Salben weiterzubehandeln. Die jetzt noch folgenden Fälle 36 und 57 sind Beispiele, welche dieser Beobachtung zugrunde liegen.

Fall 36, Friedrich L., 41 Jahre. Eingeliefert als Verbrennung 1., vorwiegend aber 2. Grades von Thorax (vorne und beide Seiten), Oberbauch, Hals und Gesicht und beiden Händen = 20%. Wie üblich, werden die Blasen abgetragen, ihr Grund gebürstet und mit Silberfolien bedeckt. Ergebnis: Zunächst Beginn wie bei unseren anderen gut gelungenen Bürstungen mit gutem Allgemeinbefinden und ohne Fieber. Plötzlich aber, am 4. Tage, Anstieg auf 38,3°. Da wir natürlich zuerst an eine Wundinfektion denken, wird sofort der Verband entfernt, wobei wir aber feststellen müssen, daß diese Annahme nicht zutrifft. Es besteht nicht die Spur einer Eiterretention. Hingegen sind wir überrascht zu sehen, daß an den Flanken des Thorax und des Oberbauch, die bei der Einlieferung scheinbar erstgradig verbrannt waren, sich neue große Blasen gebildet haben, und daß die zweitgradig verbrannte Haut der Vorderflächen, die ja gebürstet worden sind, nun in großer Ausdehnung wie gekocht und gequollen aussieht und, wie an der grauweißen Farbe zu erkennen, nekrotisch geworden ist. Letztere haben sich also unter dem Verband in den 3. Grad umgewandelt.

Eine neuerliche Bürstung ist natürlich nicht mehr möglich, da die Wunden jetzt schon zu alt sind (Infektion!) und man in Heilung begriffene Stellen neuerdings aufgerissen hätte. So muß also indifferent weiterbehandelt werden. Unter diesen Umständen bleibt das Fieber zwischen 38 und 39° noch lange Zeit bestehen und erreicht erst nach etwa 14 Tagen wieder normale Werte. Da sich die Nekrosen erst allmählich abstoßen, verzögert sich die Entlassung bis zum 50. Tage. Die entstandenen Narben zeichnen sich übrigens noch durch eine sehr starke Kelloidbildung aus; eine Beobachtung, die wir bei einwandfreiem und normalem Verlauf nach einer Bürstung sonst nie gemacht haben. Der Harn wird leider nur in den ersten Tagen untersucht, wo er noch keine pathologischen Bestandteile aufweist. Der Rest-N wird nicht bestimmt.

Das Gegenstück zu diesem Verlauf bietet der *Fall 57*, Alfons K., 35 Jahre. Auch hier kann die Bürstung keinen vollen Erfolg erzielen, da wie oben, die Verbrennung erst nach ein paar Tagen, als die Behandlung bereits eingeleitet ist, zur vollen Ausbildung gelangt. Hier ist das ganze Gesicht und ein Handrücken 1., 2. und 3. Grades verbrannt, wobei der Hauptanteil auf den 2. Grad entfällt. Die Gesamtfläche beträgt also nur 3%.

Bei diesem Fall spielt aber auch noch ein zweiter Faktor eine Rolle, nämlich der Umstand, daß die Bürstung auch im Gesicht vorgenommen wird, wobei die gleichen Schwierigkeiten wie bei der Bürstung des Fußrückens (Fall 51) auftreten. Und zwar ist es dieser Umstand, welcher im Krankheitsverlauf zuerst unangenehm in Erscheinung tritt. Erst später, nämlich vom 5. Tage ab, macht sich obiges Phänomen bemerkbar. Der ganze Verlauf zerfällt daher in 2 Abschnitte, wie es auch sehr gut die Temperaturkurve, welche in Abb. 13 wiedergegeben ist, erkennen läßt.

1. Der allmähliche Anstieg in den ersten 4 Tagen auf 37,6° deutet darauf hin, daß irgendeine, wenn auch nur geringe Resorption stattfindet. Die Quelle derselben sind die Wunden im Gesicht, bei welchen es infolge der für die Bürstung sehr ungünstigen anatomischen Voraussetzungen nicht möglich ist, alles Nekrotische zu entfernen. Die Folge ist, daß sich diese Teile aufzulösen beginnen und auch zur Resorption gelangen können. Doch ist hier die austrocknende Kraft der Silberfolie so groß, daß diese Gefahr bereits am 5. Tage wieder beseitigt ist, was sich sowohl in dem Abfall des Fiebers auf 36,7° als auch in einer trockenen Krustenbildung in der Mund- und Kinnpartie äußert. Die Wunden im Gesicht zeigen von diesem Zeitpunkt ab bis zur Entlassung einen völlig einwandfreien Heilungsverlauf.

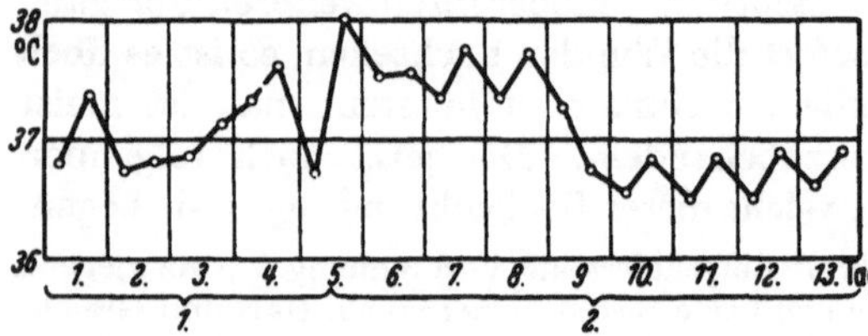

Abb. 13. Temperaturkurve von Fall 57.

2. Nicht aber die Verbrennung an der Hand: Am 5. Tage treten Schmerzen auf und, fast gleichzeitig möchte man sagen, erfolgt ein neuer Temperaturanstieg bis auf 38,0°. Als auch hier nachgesehen wird, zeigt sich, daß auf dem Boden der zweitgradigen Verbrennung sich neue Stellen 3. Grades gebildet haben. Hier wird daher mit Salbe weiterbehandelt. Doch sind auch hier bald wieder normale Verhältnisse hergestellt, so daß das Fieber am 9. Tage verschwunden ist und Patient bereits am 11. Tage aufstehen kann. Die Entlassung erfolgt am 21. Tage. Ein etwas unklares Verhalten zeigen allerdings die Urinbefunde, doch sind auch hier der 1. und der 6. Tag diejenigen, an welchen sowohl Eiweiß als auch Zucker eindeutig nachweisbar sind, während am 3., 4., 8., 15. und 18. Tage jeweils nur eines von beiden positiv gefunden wird. Rest-N ist nicht bestimmt.

Bei diesen letzten 5 Fällen ist die Leistung der Bürstung gemessen an dem Erfolg, den wir damit bei den 11 vorher geschilderten Fällen gehabt haben, ohne Zweifel als unzureichend zu bezeichnen und meinen Darlegungen zufolge, glaube ich, ist man wohl berechtigt, hierbei von Nachteilen der Bürstung zu sprechen.

Als Abschluß dieses Kapitels möchte ich noch im Zusammenhang die beiden bisher beschriebenen Behandlungsverfahren, als die allen anderen weitaus überlegensten und bestfundierten Methoden, vergleichen. Ich will dabei nochmals kurz auf die Fälle 23, 16 und 56 zurückgreifen. Wie erinnerlich, ist in jeder Hinsicht die Behandlung ein voller Erfolg gewesen. Der einzige Unterschied ist lediglich die geringe Temperaturerhöhung über 37,0° bei den Fällen 23 und 16, welche mit einer verbrannten Fläche von 31 und 10% eine bedeutend größere Ausdehnung haben als der Fall 56 mit nur 3%. Dieser kleine Schönheitsfehler, der hier für den Erfolg wirklich nichts zu bedeuten hat, ist offensichtlich nur durch die größere Flächenausdehnung der Wunden bedingt, da ja der Grad der Verbrennung und die Behandlung ganz gleich sind. Was aber hier nur als nichtsbesagender Schönheitsfehler in Erscheinung tritt, wird sich bei großen Dimensionen als Nachteil äußern.

Und tatsächlich machten wir ja auch bei den anderen gebürsteten Fällen folgende Feststellung: Je mehr die Ausdehnung der verbrannten Fläche über ein bestimmtes Maß hinausgeht (Fälle 32 und 50), desto häufiger müssen wir die eine oder andere Unvollkommenheit und Schwäche der Bürstung mit in Kauf nehmen, welche nach meinem Dafürhalten die Gerbsäurebehandlung gerade bei diesen Fällen nicht aufweisen würde.

Nun wird allerdings der aufmerksame Leser einen Widerspruch feststellen und sagen, daß doch der gut gelungene Fall 23 mit 31% eine größere Ausdehnung hat, als der schlecht gelungene Fall 50 mit nur 26%. Dazu ist zu sagen, daß es sich bei letzterem um multilokuläre Wunden handelt, welche, wie ich es oben näher dargelegt habe, für die Bürstung besonders ungünstige Voraussetzungen bieten. Denn die Hauptgefahr der Bürstung, das Hineinbürsten von Bakterien, ist hier durch das Vorhandensein der vielen Ränder bedeutend größer als bei einer monolokulären Verbrennung mit größerer Ausdehnung. So ist also der schlechte Erfolg bei der kleinen Ausdehnung und der scheinbare Widerspruch zu erklären, und die Feststellung, daß die Bürstung bei großen, flächenhaften Verbrennungen der Gerbsäurebehandlung unterlegen ist, wird dadurch in keiner Weise berührt.

Ist aber mit der Verbrennung auch noch ein Shockzustand verbunden, wie es bei solch großen Ausdehnungen meist der Fall zu sein pflegt, so kann die Bürstung sogar eine sehr ernste Gefahr bedeuten und ist manchmal überhaupt nicht durchführbar, während die konservative Tanninbehandlung für den Shock nicht das mindeste zu besagen hat.

Wenn man also all diese Argumente zusammenfaßt, muß man schließlich zu dem Ergebnis gelangen, daß die Stärke der Bürstung doch mehr in der klein- und mittelflächigen Verbrennung liegt, während die großflächigen und auch die multilokulären Brandwunden der für diese Fälle zweckmäßigeren Tanninbehandlung vorbehalten bleiben sollten.

Das gleiche, was für die Ausdehnung gilt, gilt unter besonderer Voraussetzung auch für die Tiefe der Verletzung. Auch hier sollte man bei bestimmten tiefreichenden Verbrennungen, wo die Bürstung mangelhaft ist, wie bei den Fällen 51 und 57 z. B., die Tanninbehandlung anwenden, da dieselbe hier meines Erachtens mehr leisten würde.

Damit soll aber nicht gesagt sein, daß die Bürstung bei tiefen Wunden grundsätzlich schlechter als die Gerbsäure wäre. Im Gegenteil! Denn die Gerbung des Tannins hat doch bestimmt nur eine begrenzte Tiefenwirkung. Es ist sogar einer der wesentlichsten Nachteile der Tanninmethode, worauf *Schreiner* besonders hingewiesen hat und weshalb er sie sogar ablehnt, daß die Gerbwirkung nicht tief genug reiche, wenn subcutanes Gewebe mitergriffen ist. Daher ist es klar, daß die Bürstung bei tiefen Wunden im allgemeinen sogar besseres leisten wird als das Tannin, weil durch diese einmalige chirurgische Entfernung alles toten Gewebes eine Resorption schon von vornherein und viel radikaler verhindert wird.

Stellen wir uns nun aber vor, solch eine tiefreichende Wunde befindet sich im Gesicht (Fall 57), am Hand- oder Fußrücken (Fall 51), Genitale, Anus usw., so ist das Verhältnis gerade umgekehrt. Mit der Bürstung werde ich hier bald am Ende sein, wenn z. B. Sehnen, Nerven oder andere anatomische Gebilde im Wundgebiet liegen, wie es die erwähnten Fälle zeigen. Wenn ich nicht solche wichtige Gebilde zerstören will, werde ich vorzeitig die Bürstung abbrechen müssen, obwohl ich noch lange nicht alles Nekrotische erfaßt habe. In diesem Fall ist dann die selektivere und gewebsschonendere Gerbsäurebehandlung entschieden vorzuziehen. Ähnlich wie hier am Fuß- und Handrücken (Sehnen, Fascien!) und im Gesicht (oberflächliche Muskulatur, Nerven, Vorsprünge, Vertiefungen usw.!) scheinen mir die Verhältnisse auch am Genitale und in der Analgegend zu liegen.

Wir sehen daraus also, daß es tiefreichende Brandwunden gibt, wo es die besondere Lokalisation verbietet, daß wir bürsten und wo wir als besseren Ersatz dafür die Tanninbehandlung anwenden sollten.

Zusammenfassend können wir also in bezug auf die Anwendungsgebiete der beiden Behandlungsverfahren sagen: Die Tanninbehandlung ist vorzuziehen bei den großflächigen, seichten Verbrennungen und bei multilokulären Brandwunden, die Bürstung hingegen bei den klein- und mittelflächigen Verbrennungen, besonders wenn sie tiefer reichen. Ausgenommen sind diejenigen tiefen Verletzungen, welche infolge ihrer besonderen Lokalisation für die Bürstung sehr ungünstige anatomische Voraussetzungen bieten.

Man sieht also, daß die Anwendungsmöglichkeiten der 2 Behandlungsverfahren auf ganz verschiedenen, genau umschriebenen Gebieten liegen und daß sie daher gar nicht miteinander in Konkurrenz treten, sondern sich im Gegenteil auf die vollkommenste Weise ergänzen können. Es wäre daher nach meinem Erachten am idealsten, Bürstung und Tanninbehandlung nebeneinander anzuwenden, da man damit für einen jeden Fall die Möglichkeit hätte, die Verbrennung mit der besten Methode die es gibt zu beherrschen.

Gegenüber den einzigartigen Leistungen dieser beiden Verfahren, die beide auch theoretisch gut fundiert erscheinen, müssen alle übrigen Methoden an Bedeutung weit zurücktreten. Am besten schneidet dabei noch die Silberfolienbehandlung ab.

Die Silberfolienbedeckung ohne vorherige Bürstung.

Die Silberfolienbehandlung findet ihre Anwendung bei Verbrennungen ausschließlich oder vorwiegend 2. Grades. Sie besteht darin, daß die Blasen und freien Epidermisfetzen abgetragen werden und auf den freiliegenden Grund Silberfolien aufgelegt werden. Der Erfolg hängt in erster Linie davon ab, ob es sich um eine tiefreichende oder seichtere Verbrennung handelt. Ist ersteres der Fall, so ist der Erfolg nicht wesentlich von dem einer völlig indifferenten Behandlung mit Salbe oder Puder verschieden, während bei seichten Verletzungen die Methode Vorzügliches leistet. Der Erfolg, den wir dabei mit der Silberfolie erreichen können, kommt sogar bei diesen seichten Verbrennungen dem der differenten Bürstung und Tanninbehandlung manchmal direkt gleich, je nachdem, wie groß die Flächenausdehnung ist.

Die 27 auf diese Art behandelten Fälle lassen sich daher nach den Gesichtspunkten des Erfolges der Behandlung, der Schwere und Größe der Verletzung ganz zwanglos in 3 Gruppen einteilen.

1. Seichte Verbrennungen, Ausdehnung nicht größer als 3%. Ergebnis in jeder Hinsicht als ideal zu bezeichnen. 10 Fälle = $^2/_5$ aller so behandelten Verbrennungen.

2. Seichte Verbrennungen, Ausdehnung zwischen 4 und 26%. Ergebnis: guter, störungsfreier Verlauf, nur leichte Erhöhung der Temperaturkurve in den ersten 4—5 Tagen, aber kein Fieber. 6 Fälle = $^1/_5$.

3. Tiefe Verbrennungen, Ausdehnung zwischen 1 und 16%. Ergebnis nicht als ideal zu bezeichnen; in der ersten Woche meist höheres Fieber. Sezernieren der Wunden und Plasmaverlust nur unvollkommen zu verhindern. Daher manchmal Wundinfektionen. 11 Fälle = $^2/_5$.

Tiefe Verbrennungen 2. Grades über 16% werden nicht mehr auf diese Art behandelt; desgleichen die seichten Verbrennungen jenseits einer Ausdehnung von 26% ebenfalls nicht mehr. Diese werden gebürstet.

ad 1. Die 10 Fälle der ersten Gruppe haben alle das eine gemeinsam, daß die Temperaturkurve mit einer Tagesschwankung von etwa 0,5° durch einen vom ersten bis zum letzten Tage sehr gleichmäßigen und regelmäßigen Verlauf ausgezeichnet ist. Eine kleine Abweichung gegenüber diesem Verhalten bildet nur der Fall 53, dessen Verlauf an anderer Stelle schon ausführlich beschrieben worden ist. Die *Temperaturkurve* bewegt sich bei 9 von den 10 Fällen unter 37,0°, beim letzten um 37°. Der sicherste Beweis dafür also, daß praktisch keinerlei Resorption stattgefunden hat. Damit stimmt auch vollständig der übrige Krankheitsverlauf überein. Die *Wunden*, um die man sich in den ersten 5—8 Tagen überhaupt nicht zu kümmern braucht, sind nach dieser Zeit sehr häufig schon in Epithelisierung begriffen und überraschen durch ihr sauberes, in jeder Beziehung einwandfreies Aussehen. Mit anderen Worten, unerfreuliche Komplikationen wie Sezernieren der Wunden, Plasmaverlust, Wundinfektion usw. gibt es hier nicht. Der *Verband* stellt daher kein Problem mehr dar; die unteren Lagen können sehr lange liegengelassen werden, wodurch sich der Verbandwechsel äußerst einfach und schonend gestaltet. Die *Schmerzen* hören meist mit dem Auflegen der Silberfolie schlagartig auf, so daß wir nur ein einziges Mal zum Morphium greifen müssen. *Eiweiß* im Harn ist nur bei 2 Fällen mit der größten Ausdehnung von 3%, und zwar nur am 1. Tage, vorhanden. Spätere Untersuchungen verlaufen immer negativ. Der *Rest-N*, soweit überhaupt eine Untersuchung für notwendig befunden wird, ist nie erhöht. Die *Behandlungsdauer* ist, je nach der Größe der befallenen Fläche und dem Grad der Verletzung, sehr verschieden. Die kleinste Ausdehnung mit $^1/_2$% kann bereits nach 4 Tagen entlassen werden, während bei 2 durch flüssige Metalle entstandenen Brandwunden, welche neben dem 2. Grad auch noch einige tiefe, wie ausgestanzt aussehende Wunden aufweisen, die Behandlungsdauer 19 bzw. 24 Tage beträgt. Bei den übrigen ist sie 6—10 Tage. Mit Ausnahme der beiden letzten Fälle heilen die Wunden ohne Narbenbildung ab. Das *Allgemeinbefinden* ist bei allen stets ausgezeichnet.

Die Hauptvorzüge der Silberfolienbehandlung bestehen nach meiner Meinung in folgendem: Unter der hauchdünnen Silberschicht, die keineswegs, wie man vielleicht glauben möchte, einen hermetischen Abschluß darstellt, kann die oberste Schicht der Wunde sehr gut eintrocknen, so daß eine Auflösung und Resorption von Nekrosen gar nicht stattfinden kann. Aus diesem Grunde ist man immer wieder erstaunt, den Verband und die Wunden schon beim ersten Verbandwechsel völlig trocken vorzufinden und während des ganzen Krankheitsverlaufes eine völlig fieberfreie Temperaturkurve zu haben. Es ist deshalb auch unmöglich, daß es zu einer Infektion kommen kann.

Daß diese oberflächliche Austrocknung tatsächlich nicht zu unterschätzen ist, zeigen die beiden Verbrennungen, welche durch flüssige Metalle entstanden sind. Denn die kleinen, tiefen Nekrosen wären doch bestimmt dem feuchten Brand verfallen, befänden sie sich, wie es bei gewöhnlicher Salbenbehandlung der Fall ist, in einer ödematösen und von Sekret durchtränkten Umgebung. Hier dagegen trocknen sie ein, werden demarkiert und können die Temperaturkurve in keiner Weise mehr beeinflussen. Man kann hier das, was die Silberfolie bei diesen Fällen zu leisten vermag, ruhig den Erfolgen, welche man mit der Gerbsäure erzielt, an die Seite stellen. Der Vergleich ist auch deshalb sehr naheliegend, weil es bei beiden Verfahren zu einer Bindung der Toxine an Ort und Stelle kommt: Wie das Tannin Nekrosen und Eiweißabbauprodukte auf chemische Weise, durch Gerbung, fixiert, genau so prompt und sicher gelingt der Silberfolie diese „physikalische Fixierung“ der Nekrosen durch oberflächliche Austrocknung derselben. Aber leider nur dann, wenn die Brandwunden seicht sind. Werden tiefer reichende Verbrennungen 2. Grades so behandelt, oder gar solche 3. Grades, so versagt die Silberfolie fast vollständig und leistet, was die Verhinderung der Resorption anlangt, nicht mehr als eine gewöhnliche Salbenbehandlung, wie wir es an der Gruppe 3 sehen werden.

Vorzüge, die in anderer Richtung liegen, sind noch die rasche Epithelisierung unter der Silberfolie und vor allem aber die fast augenblicklich einsetzende Schmerzstillung, nachdem die Folie aufgelegt ist. So prompt scheint diese Wirkung zu sein, daß wir immer wieder überrascht sind zu sehen, wie Patienten, welche noch vor kurzem über äußerst heftige unerträgliche Schmerzen klagten, auf einmal ruhiger werden und manchmal spontan zum Ausdruck bringen, daß dieselben aufgehört haben. Und dies ohne Morphium, nur durch das Auflegen der Folie!

ad 2. Die nun folgende Gruppe von 6 Fällen ist vor allem dadurch charakterisiert, daß, bei sonst gleich gutem Verlauf wie bei 1., die *Temperaturkurve* in den ersten 4—5 Tagen leicht über 37,0° erhöht ist. Dieser Unterschied scheint auch hier allein durch die größere Ausdehnung der Wundfläche bedingt zu sein, da es sich hier wie oben nur um seichte Verbrennungen 2. Grades handelt. Es muß also doch eine, wenn auch nur geringe Resorption stattfinden, welche aber natürlich praktisch keine Bedeutung hat. Im übrigen ist auch hier der Verlauf ein ungestörter und zufriedenstellender: Mit Ausnahme von 2 Fällen, bei denen in den ersten Tagen eine stärkere Sekretion einsetzt, sind die *Wunden* trocken, so daß nirgends eine Wundinfektion eintritt. Auch hier kommen wir mit 3—4 *Verbandwechseln* aus. Die *Behandlungsdauer* beträgt 5—21 Tage und zeigt auch hier wieder die obenerwähnte Abhängigkeit vom Ausmaß der Verbrennung. *Urinbefunde:* Eiweiß stets negativ, Zucker, mit einer Ausnahme, ebenfalls; *Rest-N* nirgends erhöht.

ad 3. Bei den restlichen 11 Fällen ist ein wesentlich schlechteres Ergebnis zu verzeichnen. Wie bereits erwähnt, handelt es sich dabei um Verbrennungen 2. Grades, bei welchen tiefere Schichten der Epidermis mitergriffen sind und der Grund der großen Blasen mehr oder weniger nekrotisch ist. Der Krankheitsverlauf bei den Fällen dieser Gruppe ist sehr charakteristisch und zeigt, daß die Silberfolie bei tieferen Verbrennungen nur sehr mangelhaft die Resorption zu verhindern vermag. Regelmäßig besteht eine mehr oder weniger starke Sekretion, die Silberfolien werden dadurch abgehoben und wir sind gezwungen zur Zinksalbe überzugehen, um die Wunden und Verbände einigermaßen trocken zu bekommen. Nur bei zweien von den 11 Fällen, bei denen die Sekretion geringer ist, können wir mit Silber zu Ende behandeln. Dadurch, daß die gewünschte Austrocknung mit der Silberfolie nicht gelingt, müssen wir bei den 3 größten Fällen mit 12, 16 und 29% auch unangenehme Wundinfektionen mit in Kauf nehmen. Bei allen Fällen ist die Temperatur in der 1. Woche stark erhöht, hat aber, ausgenommen die 3 Infektionen, ein „reguliertes" Aussehen. D. h. es handelt sich um ein typisches „*Volkmann*sches aseptisches Fieber", so daß am 10.—12. Tage stets wieder die Ausgangstemperatur erreicht ist. Bei 3 Fällen ist Eiweiß im Urin vorhanden, Rest-N ist nie erhöht, Mf ist nur bei der Einlieferung notwendig. Die Behandlungsdauer ist, entsprechend der Schwere der Fälle bei dieser Gruppe, länger als bei den seichten Verbrennungen unter 1. und 2. Sie bewegt sich zwischen 10 Tagen und 8 Wochen.

Als Musterbeispiel möchte ich den schwersten und unerfreulichsten *Fall* dieser Gruppe, *33*, Ludwig W., anführen, den ich schon an anderer Stelle kurz erwähnt habe.

Der 17jährige Patient erleidet seine schweren Verletzungen durch eine Explosion von Petroläther und wird mit Verbrennungen vorwiegend 2. Grades eingeliefert. Befallen sind 29% der Körperoberfläche, nämlich beide Ohren, Gesicht, Hals, Vorder- und Seitenflächen von Thorax und Oberbauch, beide Achselhöhlen, Vorderseite und Innenfläche beider Arme und beide Handflächen. An beiden Oberschenkeln befinden sich noch je eine handflächengroße Brandwunde. All diese Stellen sind von großen Blasen bedeckt, also zweitgradig verbrannt. Verletzungen 3. Grades finden sich nur vereinzelt in der Umgebung des Mundes, an den Wangen, am Hals und in den Achselhöhlen. Infolge der großen Fläche und des schweren Shockzustandes wird nicht gebürstet, sondern nach Abtragung der Blasen und Hautfetzen nur der Grund mit Silberfolie bedeckt. Die Allgemeinbehandlung wird dabei nicht vergessen. Trotz dieses schweren Befundes ist das Allgemeinbefinden zunächst noch ziemlich leidlich und die Temperatur bewegt sich in den ersten 5 Tagen um 37,0°. Es sieht sogar so aus, als ob alles gut gehen wird, als am 7. Tage die Temperatur plötzlich auf 39,0° emporsteigt. Sofort wird der Verband abgenommen, wobei sich uns im Zustand der Wunden ein völlig verändertes Bild darbietet. Die großen Hautpartien am Thorax und Oberbauch, in der Achselhöhle und am Oberarm, die bei der Einlieferung scheinbar zweitgradig verbrannt waren, haben sich inzwischen in den 3. Grad verwandelt. Während die Nekrosen der von vornherein schon drittgradig verbrannten Stellen bereits eingetrocknet sind und sich abzustoßen beginnen, kommt es hier im weiteren Verlauf unter dem Silber in großer Ausdehnung zu einer Auflösung der Nekrosen und zu einer ausgedehnten Eiterung. Infolge der Retentionen unter den Folien stellt sich hohes Fieber mit tiefen Remissionen ein. Das Silber, welches stellenweise verkrustet ist, wird daher zum größten Teil entfernt und die Behandlung mit Salbe fortgesetzt. Sowie sich die Nekrosen auch nur halbwegs demarkiert haben, werden sie abgetragen, um die Resorption aus dem ungeheuer großen Wundgebiet so gut es geht noch einzuschränken. Im weiteren Verlauf kommt noch eine Phlegmone am linken Arm und eine Bronchopneumonie hinzu und in starker Benommenheit kommt Patient am 16. Tage unter den Zeichen der Kreislaufschwäche ad exitum. Bei der Sektion werden Bronchopneumonien beider Unterlappen, eine toxische Schädigung der parenchymatösen Organe, besonders der Leber, und eine entzündliche Milzschwellung gefunden.

Daraus können wir also erkennen, daß die Silberfolienbehandlung ebenso versagt wie die Bürstung, wenn es sich um einen Fall handelt, der das oben näher beschriebene Phänomen bietet, daß nachträglich sich die Verbrennung in den höheren Grad verwandelt.

Dagegen wäre die Tanninbehandlung bei diesem Fall bestimmt sehr gut am Platze gewesen, und nach meinem Dafürhalten hätte der Fall damit sogar gerettet werden können. Denn soviel aus den teilweise direkt enthusiastisch klingenden Berichten von *Saegesser*, *Hilgenfeldt* und *Siber* zu entnehmen ist, scheint die Fixierung der Toxine tatsächlich eine derart vollkommene zu sein, daß praktisch eine Resorption ebenso unmöglich ist, wie bei der chirurgischen Entfernung der Nekrosen. Andererseits aber bestünde für die Gerbsäurebehandlung keine einzige der Kontraindikationen, welche uns dazu bestimmten, die Bürstung in unserem Falle zu unterlassen:

1. Wegen des Shocks bräuchte man keinerlei Bedenken zu haben, da ja die Methode äußerst schonend und nicht mit Schmerzen verbunden ist.

2. Das Auftreten neuer Verbrennungen höherer Grade, das sich in unserem Fall so verhängnisvoll auswirkte, würde keine Gefahr mehr in sich bergen, da ja dieselben unter allen Umständen schon gleich bei ihrem Entstehen der Tanninwirkung ausgesetzt wären. Es erscheint mir sogar sehr fraglich, ob diese große Fläche 2. Grades am Stamm und an den Oberschenkeln die Möglichkeit gehabt hätte, sich nach dieser Zeit (7 Tage!) in eine solche 3. Grades zu verwandeln. Denn inzwischen wäre sie ja längst gegerbt und in einen lederharten, unlöslichen Tanninschorf verwandelt gewesen.

3. Die große Flächenausdehnung schließlich ist natürlich auch kein Grund gegen die Anwendung der Gerbsäure; die großflächige Verbrennung ist ja gerade ihre Stärke.

Ähnlich und ebenfalls recht unbefriedigend ist der Verlauf bei den Fällen 10 und 19, die ich in anderem Zusammenhang ebenfalls schon oben beschrieben habe. Die Ursache ist auch hier dieselbe wie bei Fall 33 und den übrigen Fällen dieser Gruppe.

Zusammenfassend läßt sich also sagen, daß es mit der Silberfolienbehandlung bei diesen 11 Fällen nicht möglich gewesen ist Resorption. Plasmaverlust und Infektion in ausreichendem Maße zu verhindern.

Der Leser wird nun fragen, warum dann aber bei diesen Fällen (mit Ausnahme des Falles 33) nicht gebürstet wurde, wenn doch zugegeben wird, daß das Ergebnis kein ideales ist. Die Gründe hierfür sind verschiedene. Die Bürstung wurde bei diesen zweitgradigen Verbrennungen nicht angewandt, weil entweder die Ausdehnung zu groß war oder ein Shock bestand, oder es der Zustand des Kranken aus einem anderen Grunde nicht erlaubte. oder die besondere Lokalisation eine Gegenindikation darstellte. Es war aber auch oft so, daß die Ausdehnung der Verletzung so klein war, daß wir eine geringe Resorption gut mit in Kauf nehmen konnten und uns aus diesem Grunde mit dieser mehr indifferenten Methode begnügten. Schließlich war auch einmal die Ablehnung der Bürstung durch den Patienten der Grund, weshalb wir dieselbe nicht anwandten.

Wenn die Silberfolienbehandlung für diese Art von Fällen auch nicht ganz ideal ist, so ist sie doch einer gewöhnlichen Salben- oder Puderbehandlung immer noch überlegen.

Als Abschluß möchte ich die Anwendungsmöglichkeiten und Leistungen der Silberfolie, so wie sie an unserer Klinik bei Verbrennungen Verwendung findet, in einem Schema kurz zusammenfassen:

I. Verbr. 3. Grades: vorherige Bürstung, Silberfolie: sehr gut
II. Verbr. 2. Grades:
1. tiefreichend { a) ohne Bürstung, Silberfolie: schlecht
{ b) mit Bürstung, Silberfolie: ideal
2. seicht ohne Bürstung, Silberfolie: ideal

Die Salben- und Puderbehandlung.

Nach unseren Begriffen von der Leistung einer guten Methode, wie wir sie in der Bürstung kennengelernt haben, wären die Erfolge mit der nun folgenden indifferenten Salben- und Puderbehandlung als schlecht zu bezeichnen.

Ganz allgemein haften diesen Verfahren die Nachteile der feuchten Wundbehandlung an, welche in folgendem bestehen: Die Verbände können es nicht verhindern, daß es am Anfang zu einer sehr starken Wundsekretion kommt, wodurch dem Organismus unnötigerweise sehr viel Flüssigkeit entzogen wird. Andererseits aber ist die Ableitung der Sekrete, wenn der Verband einmal vollgesaugt ist, eine äußerst unvollkommene. Wundsekrete und Salbe bzw. Puder vermischen sich bald zu einer sehr üblen Schmiere, welche die Wundheilung und die Regeneration infolge ihrer ätzenden und macerierenden Wirkung sehr stark beeinträchtigt. Ein großer Nachteil ist auch der häufige Verbandwechsel, welcher eine dauernde Traumatisierung der Wunde darstellt. Dadurch entstehen nicht nur Schmerzen, sondern die bereits regenerierte Epidermis wird teilweise wieder zerstört, was eine erneute Sekretion und eine Verzögerung der Heilung zur Folge hat. Vor allem aber schafft die feuchte Behandlung als Endresultat eine feuchte Nekrose des zugrunde gegangenen Gewebes. Einen Zustand der Wundheilung also, den wir in der allgemeinen Chirurgie deshalb so sehr fürchten, weil er für die Wundinfektion die besten Voraussetzungen bietet.

Wenn wir die Salben- und Puderbehandlung aber trotzdem bei bestimmten Fällen noch anwenden und nicht die Bürstung vorziehen, so ist dazu zu sagen, daß dieselbe eben doch einen Eingriff darstellt und daß es sich nicht lohnen würde bei kleinen Verbrennungen, nur um eine ideale Temperaturkurve z. B. oder einen völlig trockenen Verband zu erzielen, zu bürsten. Denn das wäre zu teuer erkauft. Und wenn das Ergebnis mit der indifferenten Behandlung auch nicht in allen Punkten als gut zu bezeichnen ist, so tut das ja für den Erfolg bei kleinen Verletzungen meist nicht viel zur Sache und außerdem handelt es sich nur um solche Nachteile, welche für diese leichten Fälle keine Gefahr bedeuten. Oft genug kommt es aber auch vor, daß wir gezwungen sind, uns mit der Salben- und Puderbehandlung zu begnügen, nämlich dann, wenn schon mit diesen Mitteln vorbehandelt und eines der chirurgischen Behandlungsverfahren deshalb nicht mehr durchführbar ist.

Das Behandlungsergebnis ist im einzelnen folgendermaßen ausgefallen: Einen ausgesprochen schlechten Erfolg haben wir nur einmal unter den 13 auf diese Weise behandelten Fällen zu verzeichnen. Es ist dies der bereits erwähnte Fall 21, welcher mit 8% Ausdehnung der schwerste dieser Gruppe ist. Wie erinnerlich, ist schon mit Puder vorbehandelt worden und die Verletzung schon 4 Tage alt, so daß es nicht mehr möglich ist zu bürsten und wir mit Puder und Salbe weiterbehandeln müssen. Die Temperatur steigt in den ersten Tagen bis auf 39° und ist sehr unregelmäßig. Die großen Wunden sezernieren dauernd sehr stark, die Heilungstendenz ist eine ausgesprochen schlechte, weshalb sich die Behandlungsdauer über 14 Wochen hinzieht. Das Allgemeinbefinden läßt sehr zu wünschen übrig, was auch in dem großen Verbrauch an Morphium, Pantopon und Luminal zum Ausdruck kommt.

Sehr wenig erfreulich ist auch der Verlauf bei Fall 28, wie aus dem oben angeführten Vergleich mit dem gleich schweren Fall 29, welcher gebürstet wurde, hervorgeht.

Bei den übrigen 11 Fällen, bei welchen es sich fast nur noch um leichtere Verbrennungen 1. und 2. Grades handelt, ist der Verlauf im allgemeinen recht zufriedenstellend.

Die 2 zweit- und drittgradigen Verbrennungen (Fall 1 und 2) mit 4 und 5%, welche schon indifferent vorbehandelt sind, haben in der ersten Woche ein geringes Fieber und müssen täglich verbunden werden. Die Entlassung erfolgt am 16. und 26. Tage.

Die 3 zweitgradigen Verbrennungen (Fall 7, 43 und 55) mit je 2% Ausdehnung haben überhaupt kein Fieber. Sie können nach 18, 8 und 5 Tagen entlassen werden. Pathologische Harnbestandteile sind bei keinem der 5 Fälle nachzuweisen.

Schließlich folgen noch 6 Fälle (Fall 4, 5, 34, 35, 39 und 49), welche nur erstgradig verbrannt sind. Die 2 größten davon (35 und 39) mit 30 und 80% bieten anfangs ein ziemlich schweres Krankheitsbild; es ist auch Eiweiß im Harn und die Temperatur ist in den ersten Tagen bis auf 39° erhöht. Die Entlassung kann aber trotzdem schon am 4. bzw. 7. Tage erfolgen. Die übrigen Fälle haben nur eine Ausdehnung von 1—7% und stellen daher selbst für die Puder- und Salbenbehandlung kein Problem mehr dar.

C. Die übrigen Verfahren.

Gegenüber den 4 bisher beschriebenen Behandlungsverfahren, nämlich Gerbsäurebehandlung, Bürstung, Silberfolienbedeckung und indifferenter Behandlung, treten alle übrigen Methoden weitaus an Bedeutung zurück.

Die Wundexcision

schneidet dabei noch am besten ab. Sie ist auf denselben Gesichtspunkten aufgebaut wie die Bürstung. Von *Rydigier* wurde sie früher schon geübt und auch *Weidenfeld-Zumbusch* sind in der neueren Zeit einmal dafür eingetreten, haben sie aber heute wieder aufgegeben. Es wäre dies eigentlich vom theoretischen Standpunkt aus betrachtet die idealste Methode, da sie es auf die vollkommenste Weise ermöglicht, die Resorption zu verhindern. Leider aber ist ihr Anwendungsgebiet nur auf sehr kleine und tiefe Verbrennungen 3. Grades beschränkt, so daß sie praktisch sehr selten in Frage kommt.

Die Paraffinmethode

wurde 1914 von dem Franzosen *Sandfort* eingeführt. Ihr liegt die Absicht zugrunde, den Plasmaverlust und die Wundinfektion durch einen hermetischen Abschluß der Wunde von der Außenwelt zu verhindern. Zu diesem Zweck verwendet man geeignete Paraffingemische, die Ambrine z. B., erhitzt sie, um sie keimfrei zu machen, auf 100°, läßt sie bis auf 60° abkühlen, um sie auf die gereinigte Wunde entweder aufzutropfen, aufzupinseln oder aufzusprayen.

Die Vorteile: 1. Verringerung des Plasmaverlustes, 2. Schmerzfreiheit der Verbandwechsel, 3. Erlöschen des Wundschmerzes 24 Stunden post comb., 4. Vermeidung jeglicher Traumatisierung und störungsfreie Wundheilung unter der Paraffindecke, 5. Vermeidung weiterer Infektionen usw.

Die Nachteile: 1. Keinerlei Verhinderung der Resorption, 2. Ansammlung von Wundsekret und Lymphe unter der Paraffindecke, 3. dadurch Toxinämie wie bei jeder indifferenten Methode. Damit scheidet aber die Methode für schwere Fälle schon von vornherein aus.

Die offene Wundbehandlung

hat den Vorteil, daß die Wundsekrete unter dem Lichtbügel sehr leicht eintrocknen und verkrusten können, daß ihre Durchführung sehr einfach und schließlich auch sehr billig ist. Demgegenüber hat sie aber zwei schwerwiegende Nachteile, nämlich, daß ein Dauerlichtbügel notwendig ist und daß die Anwendungsmöglichkeit nur eine sehr begrenzte ist. Denn es ist klar, daß ihre Durchführung bei all den Fällen, welche ihre Verbrennungen auf den Rückseiten des Rumpfes und der Extremitäten haben, auf große Schwierigkeiten stoßen wird und für längere Zeit, besonders für Kinder überhaupt nicht, durchführbar ist. Der zweite große Nachteil ist die Notwendigkeit eines Lichtbügels, welcher von

Hilgenfeldt deswegen abgelehnt wird, weil er unphysiologische Verhältnisse schaffe und dadurch den Körper in seiner Temperaturregulierung beeinträchtige. Schließlich ist es aber auch mit der offenen Behandlung nicht immer möglich, den großen Plasmaverlust in den ersten Tagen zu verhindern und weitere Nachteile sind, daß die unbedeckten Wunden sehr leicht Verletzungen ausgesetzt sind und daß die Regeneration von Granulationsgewebe nur sehr langsam erfolgt. Die Methode kommt daher ebenfalls nur für kleine Wunden in Frage und nur dann, wenn die Lokalisation es zuläßt.

Schließlich wurden von anderen Forschern auch noch Röntgen- Ultraviolett- und Infrarotbestrahlungen — als selbständige und alleinige Behandlung — vorgeschlagen. Diesen Methoden wird vor allem eine sehr ideale Narbenbildung nachgerühmt. Da es sich bei ihnen allen aber ebenfalls um offene Verfahren handelt, haben auch sie keine allgemeine Bedeutung erlangt.

Nachtrag.

In der allerjüngsten Zeit hat die Allgemeinbehandlung der Verbrennungen eine grundlegende Wandlung erfahren. Sie fußt auf der Erkenntnis, daß dem protoplasmatischen Shock eine viel größere Bedeutung zukommt als man bisher angenommen hat, und daß die erhöhte Durchlässigkeit der Capillaren durch Nebennierenrindenhormon- und Vitamin C-Zufuhr gebremst wird. Die schweren Erscheinungen im Anschluß an eine Verbrennung können nämlich durch die Verabreichung dieser beiden Stoffe im Tierexperiment weitestgehend behoben werden.

Im Rahmen dieser Abhandlung ist es mir nicht möglich, auf die Experimente und Einzelergebnisse, die zu dieser Erkenntnis geführt haben, einzugehen.

Einhauser, der diese Versuche durchgeführt hat, hat ausführlich über die Zusammenhänge, die zwischen Verbrennung, Nebennierenrindenhormon, Vitamin C und Wasser- und Elektrolytenverteilung bestehen, berichtet.

Wichtig ist aber, daß sich diese neuesten Forschungsergebnisse *Einhauser* als erster zunutze machte, indem er versuchte, auch menschliche Verbrennungen mit dem Cortin-Vitamin C-Gemisch zu behandeln. Er wählte dazu einen, wegen der ungeheuer großen Ausdehnung von über 50%, schon von vornherein hoffnungslosen Fall, welcher am 13. 5. 38 in unserer Klinik Aufnahme fand.

Es handelt sich um einen 13jährigen Jungen, der sich seine Verletzungen dadurch zuzog, daß er mit der Oberleitung einer elektrischen Kleinbahn in Berührung kam, wodurch die Kleider in Brand gerieten. Er wurde mit folgendem Befund eingeliefert: Hochaufgeschossener Junge, klagt über starke Schmerzen und ist etwas benommen. Die Temperatur ist bei der Einlieferung normal, der Puls gut gefüllt, aber etwas beschleunigt, Eiweiß und Zucker sind positiv.

Verbrannt sind der Nacken und ganze Rücken bis zum Kreuzbein zweitgradig, die Schulterblattgegenden, Achselhöhlen und der übrige Hals drittgradig (derbe schwarze Hautplatte an der linken Halsseite!), Gesicht, Brust und Oberbauch zweitgradig, rechter Arm in ganzer Ausdehnung zweit- und drittgradig, linker Oberarm und oberes Drittel des Unterarmes ebenfalls zweit- und drittgradig. Am linken Oberarm sind außerdem 5 linsengroße, nekrotische Strommarken vorhanden. Damit ist bestimmt über die Hälfte der Körperoberfläche verbrannt und allein schon aus diesem Grunde wäre, nach der bisher allgemeingültigen Ansicht, der Tod unvermeidlich gewesen.

Tatsächlich aber hat der Junge die gefürchteten beiden ersten Tage verhältnismäßig gut überstanden und, wenn auch im weiteren Verlauf der Zustand des Kranken des öfteren noch bedrohliche Formen angenommen hat, so ist heute, nach 28 Wochen Krankenlager, die Heilung soweit vorgeschritten, daß der Junge am 2. 12. 38 zur Weiterbehandlung in seine Heimat entlassen werden konnte. Im einzelnen ist der Verlauf, in gedrängter Form, folgender:

13. 5.: In Äthernarkose Bürstung der Wunden. Kann aber natürlich nicht radikal genug durchgeführt werden. Nach der Bedeckung mit Silber völlige Schmerzfreiheit. Vom ersten Tage ab wird täglich Cortin und Cebion gespritzt. Am nächten Tag, 14. 5., ist Patient völlig ruhig, auch nicht benommen und hat gut geschlafen. Nur starker Durst.

16. 5.: Immer noch gutes Allgemeinbefinden, aber starker Durst und starke Sekretion. Trotzdem bleibt Verband zunächst noch liegen. Große Bluttransfusion von 350 ccm. Abendtemperatur leicht erhöht.

17., 18., 19. 5.: Verschlimmerung des Zustandes. Temperaturanstieg über 39°. starke Sekretion; neue Versilberung der zweitgradigen Wunden, bei den Stellen 3. Grades Übergang zur Tanninbehandlung. Nach einer Transfusion am 18. 5. plötzlich Cyanose, Lufthunger, starke Erregung mit weiten Pupillen, Tachykardie, Temperaturanstieg auf über 40°. Im Urin massenhaft Erys und Zylinder, Eiweiß weiterhin positiv. Zeitweise benommen.

Diese plötzliche Verschlimmerung weist darauf hin, daß also die Resorption doch noch eingesetzt hat und nun der Körper unter einer starken Toxinüberflutung steht. Vielleicht wäre die Nebenniere diesmal der gewaltigen toxischen Schädigung erlegen und Patient infolge „Verblutung" ins Gewebe zugrunde gegangen, hätte nicht das von außen zugeführte Rindenhormon dieses Abströmen von Flüssigkeit verhindert.

Inzwischen macht sich aber schon die Gerbwirkung bemerkbar, denn vom 21.—23. 5. geht die Temperaturkurve wieder herunter, was auf ein Zurückgehen der starken Resorption schließen läßt. Darauf deutet übrigens auch die leichte Besserung des Allgemeinbefindens hin. Daß aber trotz der täglichen Cortin- und Vitamin C-Zufuhr eine ganz beträchtliche Bluteindickung entstanden ist, das zeigen uns die Erythrocyten- und Leukocytenwerte von 5,3 Mill. bzw. 17000. Doch ist hier natürlich auch der Flüssigkeitsverlust durch die Wunden zu berücksichtigen, der, wie es die immer noch sehr starke Sekretion zeigt, nicht klein ist. Immerhin ist an den Stellen 2. Grades am Rücken schon eine zarte Überhäutung zu erkennen und auch die drittgradigen sind jetzt von einem schwarzen Gerbschorf bedeckt.

23.—26. 5.: Trotz wiederholter Auflagerung von Silber beginnen der Rücken und auch die Arme wieder stark zu sezernieren, wodurch das Fieber prompt wieder auf über 39° steigt. Im weißen Blutbild äußert sich die Intoxikation in einer Linksverschiebung und in einer degenerativen Granulation. Bis zum 30. 5. hat die Linksverschiebung noch weiter zugenommen und die Leukocytenzahl ist auf Kosten der Segmentkernigen (21 → 6!) und Lymphocyten (33 → 8!) von 10000 bis auf 6000 zurückgegangen. Damit hat das Darniederliegen der Abwehrkräfte seinen tiefsten Punkt erreicht. Die Bluttransfusionen werden jeden Tag durchgeführt, desgleichen die Verabreichung von Rindenhormon und Vitamin C. Der Kochsalzverlust wird ebenfalls berücksichtigt.

Ab 31. 5. endlich machen sich die Folgen dieses konsequenten Vorgehens bemerkbar. Die Temperaturkurve erreicht allmählich subfebrile Werte, das Allgemeinbefinden wird besser und konstanter und allmählich stellt sich ein kräftiger Appetit ein.

Auch die Wunden haben sich inzwischen alle von ihren Nekrosen gereinigt und sind größtenteils in Epithelisierung begriffen. Nur die drittgradigen Stellen sind noch von nekrotischen Schorfen bedeckt. Vor allem aber zeigt sich die Besserung im Blutbild. In der Zeit vom 7. 6.—1. 7. ist die Bluteindickung fast vollständig zurückgegangen. Die Erythrocyten sind bei 4—5 Mill. angelangt und auch die Leukocytenzahlen sind von 16000 auf 12000 zurückgegangen, und zwar diesmal auf Kosten der Jugendformen und Stabkernigen. Die Linksverschiebung geht also zurück; aber ebenso die toxische Degeneration der Neutrophilen. Bemerkenswert ist in dieser Zeit noch die auffallende Widerstandslosigkeit der Haut gegen Infektionen, welche sich in dem zahlreichen Auftreten von teilweise sehr großen Abscessen am ganzen Körper äußert, das Auftreten von vasoneurotischen Erscheinungen der Haut und eine eigenartige Wesensveränderung des Patienten, die in einer ungeheuren Angst vor kleinsten Eingriffen, in einer Unbelehrbarkeit und Gereiztheit zum Ausdruck kommt.

Am Ende der 10. Woche endlich (22. 7.) sind wieder völlig einwandfreie Verhältnisse im Blutbild hergestellt. Die Eosinophilen sind wieder erschienen, das rote Blutbild ist normal, das weiße fast normal (geringe Leukocytose von 10500). Die Linksverschiebung ist verschwunden und die Zeichen der Intoxikation ebenfalls.

Abschließend kann man über den bisherigen Verlauf sagen, daß er, besonders in den ersten 3 Wochen, ein sehr wechselvolles und auch teilweise sogar sehr bedrohliches Verhalten gezeigt hat. Da die Bürstung infolge der enormen Größe der Verbrennung und der stellenweise sehr tiefen, derben Nekrosen schon von vornherein wenig Aussicht auf Erfolg versprach und ja auch die Gerbsäure erst nach einigen Tagen angewandt wurde, ist der Körper in dieser Zeit dauernd von einem Strom von Eiweißabbauprodukten und Bakterientoxinen überschwemmt worden. Auch der Flüssigkeitsverlust des Blutes war noch ziemlich beträchtlich. Doch war er nicht so groß, daß daran der Patient zugrunde gegangen wäre. Und dies hat man offenbar der Rindenhormon- und Vitamin C-Verabreichung zu verdanken.

Da nun diese beiden größten Gefahren wegfallen und auch die Absceßneigung der Haut aufgehört hat, ist die weitere Behandlung von nun an nur noch ein Problem der Wundbehandlung; allerdings aber bei einem Organismus, der seiner sämtlichen Kraftreserven beraubt ist. Die Heilungstendenz der Absceßincionswunden ist daher eine denkbar schlechte und auch die Überhäutung der restlichen Körperpartien (Hals, Schulterblätter, Oberarme, rechter Unterarm) schreitet nur sehr langsam fort. Bei den geheilten Stellen machen sich aber von der 12. Woche ab bereits Narbenkontrakturen bemerkbar, welche an den Schultergelenken am schwersten sind. Die Temperatur ist zu dieser Zeit völlig normal.

Nachdem der Kräftezustand ein wenig besser geworden ist, wird in der 14. Woche an den noch nicht epidermisierten Wunden eine Reverdinplastik vorgenommen. Die paar Pfröpfe, die angegangen sind, haben keinerlei Ausbreitungstendenz und sind in der 18. Woche wieder vollständig verschwunden. Die Granulationen werden mit Zinklebertransalbe weiterbehandelt. Die Temperatur ist meist subfebril: kleinere Anstiege rühren von den immer noch sehr häufig erforderlichen Verbandwechseln her.

Das Allgemeinbefinden ist sehr gut, der Kräftezustand bessert sich zusehends. Die Narbenkontrakturen haben aber so starke Ausmaße angenommen, daß der Hals stark nach der Seite gezogen wird, der rechte Ellenbogen fast völlig versteift ist und der rechte Oberarm nur knapp bis zur Horizontalen gehoben werden kann. Der Kopf ist direkt in Beugestellung durch einen Narbenzug am Halse fixiert. In diesem Zustand wird der Junge in der 29. Woche zur Weiterbehandlung entlassen.

Da Herr Dr. *Einhauser*, der ja die Allgemeinbehandlung übernommen hat, demnächst den Fall publizieren wird, habe ich, um ihm nicht vorzugreifen, auf eine eingehende Schilderung des Falles, besonders was die internistische Seite desselben anlangt (Menge und Darreichungsweise von Cortin und Vitamin C, Kostverhältnisse, Kochsalzspiegel, Kochsalzausscheidung, Vitaminbestimmung usw.), verzichtet. Um so bemerkenswerter aber ist das Endresultat, das mit der neuen Behandlung erzielt worden ist, nämlich die Tatsache, daß dieser Fall einen günstigen Ausgang genommen hat, im Gegensatz zu anderen gleichschweren Fällen, welche bei dieser enormen Ausdehnung ohne Cortin und Vitamin C bestimmt letal geendet hätten.

Da aber natürlich die Ursache dieser allgemeinen Lähmung der Capillaren ebenfalls wieder die Resorption von Eiweißabbauprodukten ist, so wird dadurch die Lokalbehandlung in keiner Weise berührt. Im Gegenteil! Gerade die differenten Methoden erlangen eine um so größere Bedeutung, da wir ja mit ihnen kausale Therapie betreiben.

Literatur.

Beck u. *Powers:* Ref. Z.org. Chir. **36**, 342 (1927). — *Berkow:* Ref. Z.org. Chir. **27**, 4 (1924). — *Blalock:* Ref. Z. org. Chir. **55**, 8 (1931). — *Davidson:* Ref. Z.org. Chir. **33**, 13 (1926). — *Defelice:* Ref. Z. org. Chir. **11**, 216 (1921). — *Dominikus:* Diss. Köln 1935. — *Einhauser:* Klin. Wschr. **1938 I**, 127. — Münch. med. Wschr. **1939 I**, 12—441. — *Herzfeld:* Ref. Z.org. Chir. **45**, 796 (1929). — *Heyde* u. *Vogt:* Z. exper. Med. **1**, 59. — *Hilgenfeldt:* Med. Klin. **1933**. — Erg. Chir. **29** (1936). — *Hutton:* Ref. Z.org. Chir. **47**, 612 (1930). — *Lutterloh:* Ref. Z.org. Chir. **54**, 92 (1931). — *Minovici:* Ref. Z.org. Chir. **47**, 833 (1930). — *Patel:* Ref. Z.org. Chir. **50**, 425 (1930). — *Peake:* Ref. Z.org. Chir. **48**, 649 (1930). — *Pfab:* Münch. med. Wschr. **1930 I**, 857. — *Pfeiffer:* Wien. med. Wschr. **1907 I**. — *Poulson:* Lehrbuch der Pharmakologie. — *Reschke:* Arch. klin. Chir. **146**, 763 (1927). — *Riehl:* Zbl. Chir. **59**, 2185, 2186 (1932). — Arch. f. Dermat. **164**, 409—471 (1931). — Ref. Z.org. Chir. **57** (1932). — Ref. Z.org. Chir. **65** (1934). — *Saegesser:* Schweiz. med. Wschr. **1932 I**, 117, 118. — *Schreiner:* Arch. f. Dermat. **152**, 47—74 (1926). — Wien. klin. Wschr. **1930 I**, 871—876. — *Seifert:* Zbl. Chir. **63**, 262 (1933). — *Siber:* Sitzg dtsch. Ges. Unfallheilk. Würzburg 1934. Ref. Arch. Orthop. u. Chir. **35**, 110 (1934). — *Simonart:* Arch. internat. Pharmacodynamie **37**, 269 (1939). — *Sonnenburg:* Z. Chir. **9** (1878). — *Tamiga:* Ref. Z.org. Chir. **50**, 363 (1930). — *Tschmarke:* Zbl. Chir. **54**, 2848 (1927). — Thermische Schädigungen. *König* u. *Magnus*' Handbuch der gesamten Unfallheilkunde, Bd. 1, S. 137. 1932. — *Weidenfeld:* s. *Ullmann:* Thermische Schädigungen. *J. Jadassohns* Handbuch der Haut- und Geschlechtskrankheiten, Bd. 4, Teil I, S. 171 f. 1932. — *Weidenfeld-Zumbusch:* Arch. f. Dermat. **76/77**, 163 (1905). — *Zumbusch, v.:* Münch. med. Wschr. **1926 II**, 1489.

Fortsetzung des Inhaltsverzeichnisses von der II. Umschlagseite

Aufnahmebedingungen.

I. Sachliche Anforderungen.

1. Der Inhalt der Arbeit muß dem Gebiet der Zeitschrift angehören.

2. Die Arbeit muß wissenschaftlich wertvoll sein und Neues bringen. Bloße Bestätigungen bereits anerkannter Befunde können, wenn überhaupt, nur in kürzester Form aufgenommen werden. Dasselbe gilt von Versuchen und Beobachtungen, die ein positives Resultat nicht ergeben haben. Arbeiten rein referierenden Inhalts werden abgelehnt, vorläufige Mitteilungen nur ausnahmsweise aufgenommen. Polemiken sind zu vermeiden, kurze Richtigstellung der Tatbestände ist zulässig. Aufsätze spekulativen Inhalts sind nur dann geeignet, wenn sie durch neue Gesichtspunkte die Forschung anregen.

II. Formelle Anforderungen.

1. Das Manuskript muß leicht leserlich geschrieben sein. Die Abbildungsvorlagen sind auf besonderen Blättern einzuliefern. Diktierte Arbeiten bedürfen der stilistischen Durcharbeitung zwecks Vermeidung von weitschweifiger und unsorgfältiger Darstellung. Absätze sind nur zulässig, wenn sie neue Gedankengänge bezeichnen.

2. Die Arbeiten müssen *kurz* und in gutem Deutsch geschrieben sein. Ausführliche historische Einleitungen sind zu vermeiden. Die Fragestellung kann durch wenige Sätze klargelegt werden. Der Anschluß an frühere Behandlungen des Themas ist durch Hinweis auf die letzten Literaturzusammenstellungen (in Monographien, „Ergebnissen", Handbüchern) herzustellen.

3. Der Weg, auf dem die Resultate gewonnen wurden, muß klar erkennbar sein, jedoch hat eine ausführliche Darstellung der Methodik nur dann Wert, wenn sie wesentlich Neues enthält.

4. Jeder Arbeit ist eine kurze Zusammenstellung (höchstens 1 Seite) der wesentlichen Ergebnisse anzufügen, hingegen können besondere Inhaltsverzeichnisse für einzelne Arbeiten nicht abgedruckt werden.

5. Von jeder Versuchsart bzw. jedem Tatsachenbestand ist in der Regel nur *ein* Protokoll (Krankengeschichte, Sektionsbericht, Versuch) im Telegrammstil als Beispiel in knappster Form mitzuteilen. Das übrige Beweismaterial kann im Text oder, wenn dies nicht zu umgehen ist, in Tabellenform gebracht werden; dabei müssen aber umfangreiche tabellarische Zusammenstellungen unbedingt vermieden werden[1].

[1] Es wird empfohlen, durch eine Fußnote darauf hinzuweisen, in welchem Institut das gesamte Beweismaterial eingesehen oder angefordert werden kann.

Fortsetzung der Aufnahmebedingungen auf der IV. Umschlagseite

6. Die Abbildungen sind auf das Notwendigste zu beschränken. Entscheidend für die Frage, ob Bild oder Text, ist im Zweifelsfall die Platzersparnis. Kurze, aber erschöpfende Figurenunterschrift erübrigt nochmalige Beschreibung im Text. Für jede Versuchsart, jede Krankenbeschreibung, jedes Präparat ist nur *ein* gleichartiges Bild, Kurve u. ä. zulässig. Unzulässig ist die *doppelte* Darstellung in Tabelle *und* Kurve. *Farbige* Bilder können nur in seltenen Ausnahmefällen Aufnahme finden, auch wenn sie wichtig sind. Didaktische Gesichtspunkte bleiben hierbei außer Betracht, da die Aufsätze in den Archiven nicht von Anfängern gelesen werden.

7. Literaturangaben, die nur im Text berücksichtigte Arbeiten enthalten dürfen, erfolgen ohne Titel der Arbeit nur mit Band-, Seiten-, Jahreszahl. Titelangabe nur bei Büchern.

8. Die Beschreibung von Methodik, Protokollen und anderen weniger wichtigen Teilen ist für *Kleindruck* vorzumerken. Die Lesbarkeit des Wesentlichen wird hierdurch gehoben.

9. Das Zerlegen einer Arbeit in mehrere Mitteilungen zwecks Erweckung des Anscheins größerer Kürze ist unzulässig.

10. Doppeltitel sind aus bibliographischen Gründen unerwünscht. Das gilt insbesondere, wenn die Autoren in Ober- und Untertitel einer Arbeit nicht die gleichen sind.

11. An *Dissertationen*, soweit deren Aufnahme überhaupt zulässig erscheint, werden nach Form und Inhalt dieselben Anforderungen gestellt wie an andere Arbeiten. Danksagungen an Institutsleiter, Dozenten usw. werden nicht abgedruckt. Zulässig hingegen sind einzeilige Fußnoten mit der Mitteilung, wer die Arbeit angeregt und geleitet oder wer die Mittel dazu gegeben hat. *Festschriften*, *Habilitationsschriften* und *Monographien* gehören nicht in den Rahmen einer Zeitschrift.

Verlag von Julius Springer in Berlin. — Druck der Universitätsdruckerei H. Stürtz A.G., Würzburg.
Printed in Germany.

Lebenslauf

Am 16 .Mai 1911 wurde ich als Sohn des derzeitigen Gendarmerieoberkommissärs a. D. Johann Pöhlmann und seiner Ehefrau Cornelie, geb. Schill, zu Bamberg geboren.
Nach dem Besuch der Volksschulen in Wertheim und Planegg und der Oberrealschulen in Pasing und Rosenheim legte ich Ostern 1931 die Reifeprüfung ab. Die 11 Semester meines medizinischen Studiums verbrachte ich ausschliesslich in München, wo ich auch am 21. Dezember 1936 mein Staatsexamen bestand. Die Bestallung als Arzt wurde mir vom Bayer. Staatsministerium d. I. am 26. März 1938 erteilt.